Kirsten Boie

Mit Kindern redet ja keiner

W0242649

Fischer Taschenbuch Verlag

Fischer Schatzinsel
Herausgegeben von Eva Kutter

Veröffentlicht im Fischer Taschenbuch Verlag,
einem Unternehmen der S. Fischer Verlag GmbH,
Frankfurt am Main, Februar 2005

Bearbeitete Neuausgabe
© 2005 Fischer Taschenbuch Verlag,
ein Unternehmen der S. Fischer Verlag GmbH,
Frankfurt am Main
Satz: Pinkuin Satz und Datentechnik, Berlin
Druck und Bindung: Clausen & Bosse, Leck
Printed in Germany
ISBN 3-596-80541-4

Nach den Regeln der neuen Rechtschreibung

Teil 1

1

Als ich nach Hause gekommen bin, hat zuerst keiner aufgemacht.
Ich hab geklingelt und geklingelt, aber es hat sich nichts gerührt, und dann bin ich ums Haus rumgegangen und hab gegen die Terrassentür getrommelt. Es ist aber immer noch nichts passiert.
Da bin ich langsam böse geworden, weil man das von Mama schon erwarten kann, finde ich. Dass sie wenigstens zu Hause ist und einem die Tür aufmacht, wenn man aus der Schule kommt. Wenigstens das könnte man erwarten, wo sie schon sonst nichts tut und man sich schämen muss in der letzten Zeit.
Ich habe mich auf die Fußmatte gesetzt und überlegt, ob ich einfach zu Lule gehen soll. Damit Mama Angst kriegt und einen Schrecken, wenn sie nach Hause kommt und ich bin nicht da.
Ja, und dann hab ich es eben erfahren. Frau König hat plötzlich vor mir gestanden, ich weiß

nicht, warum sie so lange gebraucht hat. Dabei hat sie doch bestimmt schon auf mich gewartet. »Charlotte, mein Kind«, hat sie gesagt. Ja, und dann hab ich es eben erfahren. Und so ist es gewesen, wie ich es erzähle, Ehrenwort.

Als ich klein war, war Mama die schönste Frau der Welt, das sagen auch die anderen Leute. Sie hatte diese langen blonden Haare, und sie war immer so fröhlich. Ich glaube, sie hat mindestens den halben Tag gelacht.

Wir haben auch immer viele Sachen zusammen gemacht. Natürlich kann ich mich nicht mehr so genau erinnern. Aber wir sind fast jeden Tag zusammen unterwegs gewesen. Meistens auf dem Spielplatz. Wir haben ja damals noch nicht hier gewohnt, das war noch in der Stadt. Da haben sich die Mütter mit den Kindern immer nachmittags auf dem Spielplatz getroffen. Sie hatten Thermosflaschen mit und so Plastikdosen mit Butterkeksen. Auch Äpfel. Süßigkeiten leider nicht, die sind ja schlecht für die Zähne, aber wir haben da trotzdem immer gemütliche Picknicks gemacht. Nur dass all die Mütter vielleicht zu viel zusammen geredet haben, und wir wollten doch, dass sie mit uns spielen sollten.

Papa war natürlich nicht dabei. Der musste ja in seiner Kanzlei sein und arbeiten. Er hat uns

aber auch nicht so gefehlt. Es waren sowieso alles nur Frauen, das weiß ich noch, bis auf einen, der hatte so eine pinke Latzhose an und zählte nicht. Nicht richtig jedenfalls.
Also, wir haben es schön gehabt, aber dann hat Mama plötzlich gemeint, es reicht ihr nicht mehr. Warum sie das gefunden hat, weiß ich nicht genau, ich war ja damals erst vier oder fünf oder so, da versteht man noch nicht so viel. Jedenfalls hat Mama dann angefangen zu studieren, und ich bin zu Frau Kümmel gekommen.
Jeden Morgen hat Mama mich da hingebracht und manchmal auch nachmittags. Wie ihre Vorlesungen waren eben.
An Frau Kümmel kann ich mich noch gut erinnern. Sie war so eine kleine Dicke, und ihre Tochter Beate und ich waren beste Freundinnen. Beate war so alt wie ich, und ihre Schwester war noch klein. Sie hat immer viel geschrien, aber Beate und ich hatten ja meistens nichts mit ihr zu tun, da war uns das egal.
Frau Kümmel hat nicht so viel gelacht wie Mama, eigentlich ist sie immer nur gerannt. Überall lag Wäsche rum, die musste sie waschen und bügeln und wegpacken und dann Flaschen für das Baby machen und Mittagessen für uns. Mit uns spielen konnte sie deshalb nicht, aber das war Beate

und mir eigentlich ganz recht, weil wir dann auch mal Sachen machen konnten, die nicht so ganz erlaubt waren, Höhlen bauen in den Betten im Schlafzimmer zum Beispiel und auch mal Wasserspiele im Badezimmer.

Wenn sie uns erwischt hat, war Frau Kümmel immer böse, aber richtig doll geschimpft hat sie eigentlich nicht. Mehr mit uns geredet, warum wir das nicht tun sollten. Und die ganze Zeit hat das Baby gebrüllt.

Papa wollte nicht so gern, dass ich bei Frau Kümmel war.

»Dass du unser Kind da hingeben magst!«, hat er zu Mama gesagt.

»Und wohin denn sonst, bitte schön?«, hat Mama gefragt. »Kindergartenplätze gibt's schließlich nicht wie Sand am Meer!«

»Davon rede ich nicht«, hat Papa gesagt. »Ich rede von dieser ganzen albernen Geschichte mit dem Studieren! Kannst du mir mal erzählen, wozu du das brauchst?«

Mama hat nur die Lippen zusammengekniffen und gar nichts gesagt. Aber studiert hat sie trotzdem weiter.

Und dann sind wir hierher gezogen.

»Aufs Land!«, hat Mama gesagt und mir durch die Haare gestrubbelt. »Freust du dich?«

Dabei ist es ja gar nicht richtig aufs Land, mit dem Auto ist man schnell in der Stadt. Und es wohnen auch nicht nur Bauern hier, sondern viele Leute wie wir, die in der Stadt arbeiten, aber nach Feierabend haben sie es gerne grün.
Wir hatten Mamas Traumhaus gefunden, und darum musste es mit dem Umziehen dann auch ganz schnell gehen. Mama wollte schon immer was Altes, ein Haus mit Geschichte und Charakter sagt sie dazu.
Nun hat unser Haus noch eine Geschichte mehr.
Ich wollte zuerst gar nicht umziehen. Wegen Beate. Weil, von hier aus konnte Mama mich natürlich nicht mehr jeden Tag zu Frau Kümmel bringen, ein Auto hatte sie ja nicht, und deshalb war es schon kompliziert genug mit der Universität. Da haben sie mich in den Gemeindekindergarten geschickt, und das war nachher eigentlich auch ganz schön. Und sowieso bin ich dann ja gleich in die Schule gekommen.
Als das mit Mama dann passiert ist, hat Lules Mutter gesagt, vielleicht wäre alles ganz anders gekommen, wenn wir in der Stadt geblieben wären, aber das weiß ich nicht genau. In meiner Klasse sagen sie nämlich, Mama wäre sowieso krank geworden. Und ich werde es später auch

mal. So was erbt man, sagen sie in meiner Klasse.
Das macht mir Angst, aber dann denke ich, dass ich gerade erst neun bin, und da habe ich wenigstens noch viele Jahre Zeit, bis es passiert. Jedenfalls, wenn es bei mir erst so spät passiert wie bei Mama.

2

Wegen Beate hätte ich mir nicht so große Sorgen zu machen brauchen. Ich meine, natürlich ist es traurig, dass ich sie jetzt überhaupt nicht mehr sehe, schließlich war sie ja meine allerbeste Freundin. Aber einsam bin ich deswegen trotzdem nicht geworden, weil jetzt Lule meine beste Freundin ist.

Lule habe ich gleich kennen gelernt, als wir eingezogen sind. Wir hatten einen echten Möbelwagen mit echten Möbelpackern, aber alles, was klein und zerbrechlich war, hat Papa in seinem Auto hergefahren. Es war ja nicht weit von unserer alten Wohnung bis hier.

Ich durfte mithelfen beim Reintragen, und zuerst hat mir das auch großen Spaß gemacht, vor allem meine eigenen Sachen. Aber dann ist es doch langweilig geworden. Und es war ja klar, dass diese Möbelpackerei noch eine ganze Weile weitergehen würde. Da hab ich angefangen, mich umzugucken, und da hab ich sie gesehen.

Natürlich wusste ich an dem Tag noch nicht, dass es Lule war, da saß einfach so ein Mädchen auf unserem Zaun und zog immerzu die Nase hoch. Flicken auf ihrer Cordhose hatte sie auch und so einen alten Anorak in Dunkelblau, wie sie schon ewig nicht mehr Mode sind. So hätte Mama mich damals im Leben nicht rumlaufen lassen. Mama sagte immer, Kinderkleidung gibt's heutzutage schon so günstig, und wenn es secondhand ist. Kein Kind braucht hässlich rumzulaufen. Oder dreckig.

Aber das war natürlich damals. Inzwischen ist ja einiges passiert.

Also, jedenfalls, da saß also dieses Mädchen auf dem Zaun und hat nur immerzu gestarrt. Als ob sie ein bisschen blöde war, sah sie aus, und den Finger hat sie auch die ganze Zeit in der Nase gehabt.

Wenn es etwas gibt, das ich hasse, dann ist es Nasebohren. Mama hat mir beigebracht, dass Nasebohren und Pupsen und Rülpsen unhöflich ist, das darf man einfach nicht tun. Höchstens, wenn man allein ist. Bestimmt hatte Lules Mutter das Lule auch gesagt, aber dann hat sie sicher vergessen zu schimpfen, als Lule es das nächste Mal getan hat. In solchen Sachen ist Lules Mutter meistens ziemlich schlampig, und

darum macht Lule auch so viel, was man eigentlich nicht soll.
Aber was sollte ich machen an diesem Nachmittag, als wir eingezogen sind. Ich konnte weiter Mama und Papa beim Umzug helfen, oder ich konnte allein im Nieselregen rumlaufen, oder ich konnte mir mal dieses Mädchen angucken.
»Na?«, sagte ich und stellte mich direkt vor sie hin. Weil sie saß, konnte man nicht genau erkennen, wer von uns beiden größer war, aber ich hätte gewettet, ich.
Das Mädchen zog wieder die Nase hoch. Es musterte mich von oben bis unten. Sonst tat es nichts.
»Wir ziehen hier ein«, sagte ich. »Du musst mich fragen, ob du überhaupt auf unserem Zaun sitzen darfst.«
Das Mädchen nickte. Jedenfalls sah es so aus, als ob es nickte. Wegen dem Finger in der Nase konnte man das schlecht entscheiden.
»Ich hab einen Schatz«, sagte es und sprang vom Zaun. Dann ging es zur Straße, ohne sich noch einmal nach mir umzusehen.
Ich dachte, dass das nun auch wieder ziemlich unhöflich gewesen war. Wenn man die ganze Zeit bei jemandem auf dem Zaun gesessen hat

und dann geht, kann man sich wenigstens verabschieden. Ich lief hinter ihr her.

Das Mädchen sagte nichts, als ich plötzlich neben ihm ging. Hinter einem Bauernhof bog es in einen Matschweg ein und blieb an einer alten Scheune stehen. »Hier«, sagte das Mädchen. »Du musst drei heilige Eide schwören, dass du den Schatz nicht verrätst.« Ich hob die rechte Hand in die Luft, wie ich es mal im Fernsehen gesehen hatte. »Drei heilige Eide«, sagte ich.

Das Mädchen nickte. Dann zog es einen Stein aus der Wand, und dahinter lag der Schatz. Wirklich wahr! Und ich wusste plötzlich genau, dass es gut war, dass wir hergezogen waren. Wo es lose Ziegelsteine in den Wänden gibt, gibt es vielleicht auch lose Dielenbretter mit Geheimgängen darunter und Heuböden mit jungen Katzen. Natürlich war es schade, dass Beate nicht mehr meine beste Freundin sein konnte, aber sie konnte mich ja mal besuchen.

Der Schatz war übrigens nur eine alte Pralinenschachtel mit drei Murmeln und einem Fingerring drin. Und der war bestimmt bloß aus der Wundertüte.

Als ich zu unserem neuen Haus zurückgekommen bin, hatten Mama und Papa mich noch nicht mal vermisst.

»Und wie gefällt es dir nach dem ersten Tag hier, mein Schatz?«, fragte Mama. Sie saß im Arbeitszimmer auf einer nicht ausgepackten Bücherkiste und trank eine Tasse Tee. Papa stand daneben und stellte Bücher in die Regale.
»Gut«, sagte ich. »Ich kenn schon ein Mädchen.«
»Schön!«, sagte Mama. »Wie heißt sie denn?«
Ich zuckte die Achseln. »Sie hat einen Schatz«, sagte ich.
Da nahm Mama mich in die Arme und lachte und drückte mich ganz fest und sagte, dass es bestimmt die beste Entscheidung unseres Lebens gewesen wäre, dass wir aus der stinkigen Stadt weg- und hierher gezogen waren.
Und das dachte ich auch.

3

Wir haben uns dann auch ganz schnell eingelebt. Papa fuhr jeden Morgen zur Arbeit und kam jeden Abend wieder nach Haus, und ich ging in den Kindergarten, und Mama studierte und machte das Haus. Ich wusste längst, dass Lule Lule hieß, also eigentlich Luisa, aber als Baby konnte sie das eben nicht sagen.

Dann sind wir in die Schule gekommen, Lule und ich zusammen, der Schulbus hat uns bis ins nächste Dorf gefahren und mittags wieder zurück. Mir hat das gut gefallen. Aber Mama hat jetzt manchmal gejammert, weil sie so lange gebraucht hat bis in die Stadt rein zur Universität, und ihre Vorlesungen lagen auch manchmal so ungünstig. Da war sie dann oft noch nicht da, wenn ich aus der Schule gekommen bin, und nachmittags musste ich immer zu irgendwelchen Kindern, damit Mama studieren konnte.

Einmal hat sie mit Lules Mutter darüber gesprochen.

»Wie schaffen *Sie* das denn bloß alles?«, hat Mama gefragt. Lules Mutter arbeitet bis mittags immer im Büro, aber nachmittags ist sie zu Hause.
»Gar nicht«, hat Lules Mutter gesagt und gelacht. Das stimmt aber nicht. Natürlich ist es bei Lule zu Hause immer ziemlich rummelig, aber ihre Mutter backt trotzdem ganz wunderbare Kuchen und spielt »Sagaland« und solche Sachen. Bei Lule bin ich ziemlich gerne.
Aber Mama hat Lules Mutter natürlich jedes Wort geglaubt, und sie hat gesagt, langsam dächte sie auch, dass es gar nicht zu schaffen wäre. Und dann hat sie mit Papa darüber geredet.
»Ich bin froh, dass du es selber siehst«, hat er gesagt. »In diesem Haushalt hat ja auch wirklich nichts mehr gestimmt. Und das Kind war auch schon völlig vernachlässigt. Gerade jetzt, wo sie in die Schule geht! Ich bin froh, dass du es selbst gemerkt hast, Liebes. Man kann eben nicht alles haben: ein schönes Heim, ein Kind und dann auch noch ein Studium.«
Da hat Mama eben aufgehört zu studieren.
Oh, und dann hat eine schöne Zeit angefangen! Wenn ich aus der Schule gekommen bin, war Mama immer zu Hause, und es hat lauter gute Sachen zu essen gegeben. Nudeln mit Tomaten-

soße und hinterher Schokoladenpudding oder Kartoffelbrei mit Frikadellen oder Pommes mit Fischstäbchen. Aber dann hat Mama diese Sache mit dem gesunden Kochen angefangen, und da war das Essen dann nicht mehr ganz so lecker.

Im Esszimmer stand meistens die Nähmaschine auf dem Tisch, weil Mama Vorhänge genäht hat oder Kissenbezüge, sie wollte doch aus unserem Haus ein echtes Schmuckstück machen. »Schmuckstück« hat Frau König gesagt, und sie hat auch gesagt, dass es bewundernswert ist, mit welchem Schwung Mama an alles herangeht.

»Wenn man schon mal sein Traumhaus findet!«, hat Mama geantwortet und weiter tapeziert und genäht und gestrichen. Bis unser Haus dann wirklich bald das schönste von allen war.

Und ich wollte auch überhaupt nie mehr weg. Einmal haben wir noch Frau Kümmel besucht und Beate. Aber Beate hatte sich ihre Haare ganz kurz schneiden lassen, und sie hat immerzu von einem Mädchen aus ihrer Klasse erzählt, mit der hat sie jetzt alles gemacht. Und die Wohnung war immer noch so voll mit Wäsche, und sie hatten jetzt ein anderes Tagespflegekind, das hieß Sebastian. Nur Frau Kümmel war noch wie früher, nur dass sie immer zu mir gesagt hat:

»Nun erzähl doch mal«, und dann ist mir nichts eingefallen. So ist das früher nicht gewesen.
Im Auto, als wir nach Hause gefahren sind, war ich ganz traurig, und ich habe gedacht, wie komisch es ist, dass so eine wie Beate mal meine beste Freundin war. Aber dann ist mir Lule eingefallen und dass wir hinten in ihrem Garten ein Baumhaus bauen wollten. Ich hab dann aufgehört, traurig zu sein.
Also, ich wollte überhaupt nie mehr weg. Das Einzige war nur, dass ich jetzt wegen Klavier und Ballett so weit zum Unterricht fahren musste. Aber sonst hatte Mama ganz Recht gehabt. Es war bestimmt die beste Entscheidung unseres Lebens gewesen, als wir aus der stinkigen Stadt weg- und hierher gezogen waren.

4

Wann es angefangen hat, anders zu werden, kann ich gar nicht genau sagen. Es muss ja irgendwann mal angefangen haben, so ganz langsam, aber ich habe nichts gemerkt. Vielleicht hat Mama eines Tages einfach aufgehört mit dem gesunden Kochen, oder vielleicht war das Wohnzimmer öfter nicht aufgeräumt. Aber ich hab das alles nicht gemerkt. Weil ich ja solche Sachen auch nicht so wichtig finde, deshalb.
Nur dass Mama mich plötzlich so oft angeschrien hat, das hab ich gemerkt. Ganz schlimm war es immer, wenn ich zur Klavierstunde fahren sollte und meine Musiktasche mit den Noten stand noch genauso neben dem Klavier, wie ich sie eine Woche vorher hingestellt hatte.
»Soll das heißen, du hast noch nicht ein einziges Mal geübt?«, hat Mama mich angebrüllt. »Was glaubst du eigentlich, was diese Scheißstunden kosten?«
Ich hab mich ganz klein gemacht. Neben mir

stand Lule und hat Mama komisch angeguckt. Und es war mir so peinlich wegen Lule, das mit dem Anschreien. Lules Mutter hab ich noch nie schreien gehört.

»Kannst du nicht antworten?«, hat Mama gebrüllt.

Ich hab auf den Boden geguckt, wo unter dem Klavier raus große weiße Staubmäuse angeschwebt kamen.

»Doch«, hab ich gemurmelt.

Ich spiele gerne Klavier, am liebsten, wenn keiner mich hört. Man kann so schöne Melodien spielen mit einer Sache, die heißt Moll und ist schwierig zu erklären. Aber wenn man es in Moll macht, klingt es immer so schön traurig. Das hab ich oft getan. Da hab ich mir meine eigenen Melodien erfunden, und dann musste ich beinah weinen und hab gedacht, dass ich vielleicht mal ein berühmter Komponist werde. Eine berühmte Komponistin.

Aber üben mag ich nicht so gerne. Man muss immer wieder dieselbe Stelle spielen, dieselben vier Takte zehnmal hintereinander, und dann klingt es noch nicht mal gut, weil man es ja nicht kann. Also, ich spiel lieber meine eigenen Stücke. Ich glaub nicht, dass Mozart viel geübt hat, und der ist nachher auch berühmt geworden.

»Was, *doch?*«, hat Mama gebrüllt. »Natürlich hast du nicht geübt! 25 Euro die Stunde, und du hast noch nicht einmal geübt!«

Ich wollte sagen, dass Mama auch mal hätte aufpassen können. Dafür sind Mütter schließlich da. Ich bin ganz sicher, dass Lules Mutter bestimmt aufgepasst hätte und zu Lule gesagt, dass sie nun aber gefälligst mal Klavier üben soll. Lule hat natürlich keinen Klavierunterricht. Und ich hab auch nichts gesagt.

»Dann ist eben Schluss!«, hat Mama gebrüllt und mich an den Schultern gerüttelt. »Dann-ist-eben-Schluss-mit-Klavier! Aus! Vorbei!« Und dabei hat sie zu jedem Wort mit der flachen Hand auf den Tastendeckel geschlagen, dass das Klavier jedes Mal einen ganz dumpfen Ton von sich gegeben hat, weil natürlich innen drin die Saiten gezittert haben.

Da bin ich auch wütend geworden. Ich hab ja gar nichts dagegen, wenn ich nicht mehr zum Klavierunterricht muss. Traurige Melodien spielen kann ich deshalb trotzdem. Nur das blöde Üben fällt dann weg, und das ist doch gar nicht schlecht.

Aber so anschreien lasse ich mich nicht, auch nicht von Mama. Mama hat immer gesagt, wenn Erwachsene mit Kindern schreien, ist das ein

Zeichen von Schwäche. Erreichen kann man damit gar nichts, hat sie gesagt.

»Scheißklavierstunde!«, hab ich gesagt. »Will ich ja sowieso gar nicht hin!«

»Ach nein?«, hat Mama gebrüllt. »Auch noch frech werden, das Fräulein? Wenn du denkst, du kannst mich hier ...!«

Und dann hat sie mich geschlagen. Mitten ins Gesicht.

Ins Gesicht hat Mama mich vorher noch nie geschlagen, deshalb war ich ja auch nicht vorbereitet. Sonst hätte ich mich geduckt, dann hätte ich ihr bestimmt ausweichen können. Aber so hat sie mich voll getroffen, mitten auf die Backe. Den roten Fleck konnte man noch den ganzen Nachmittag sehen.

Lule und ich sind dann rausgerannt. Ich habe gemerkt, wie ich ganz furchtbar wütend geworden bin, aber es war eine merkwürdige Wut, ein bisschen auch mit Traurigkeit.

In der Haustür bin ich stehen geblieben. »Kinderquäler, Kinderquäler!«, habe ich geschrien. Ganz laut. Vielleicht hat es Frau König gehört, Lule ja sowieso. Aber das war mir auch egal. Im Wohnzimmer habe ich Mama schluchzen hören. Lule hat mich zum Bus gebracht und gesagt, dass ihre Mutter auch manchmal wütend wird. Aber

sie hat ganz große, erschrockene Augen gehabt, und sie hat mich fest an der Hand gehalten.
»Ach, ist mir doch ganz egal«, hab ich gesagt. Mit einer Schuhspitze hab ich über die Gehwegplatten geschabt.
Im Bus saß eine alte Frau mit so einem kleinen weißen Hund, der hatte so traurige Augen, und da musste ich plötzlich fürchterlich weinen. Ich konnte überhaupt nicht mehr aufhören, bis ich aussteigen musste, und beim Klavierunterricht habe ich erst gemerkt, dass ich meine Tasche mit den Noten zu Hause vergessen hatte.

5

Aber am nächsten Tag ist dann etwas Wunderbares passiert. Ich habe einen Hamster gekriegt.
Ich bin aus der Schule gekommen und habe mich immer noch grässlich gefühlt. Am Nachmittag vorher hatte ich gedacht, dass Mama sich entschuldigen würde, wenn ich von der Klavierstunde zurückkam, das hat sie aber nicht getan. Sie hat mir den Rücken zugedreht, als ich gekommen bin, und sie hat nicht mal »na, da bist du ja wieder« gesagt. Da bin ich raufgegangen in mein Zimmer und habe keinen Ton mehr geredet, bis Papa gekommen ist. Und dem hab ich dann auch nur »gute Nacht« gesagt.
Darum hatte ich auch Angst, als ich am nächsten Tag aus der Schule gekommen bin, weil ich dachte, wir wären noch verkracht, Mama und ich, und das kann ich immer nicht so gut aushalten. Wir waren aber nicht mehr verkracht.
Mama hat schon in der Tür gestanden, als ich vom Bus gekommen bin, und an der Art, wie sie

gewartet hat, konnte ich gleich sehen, es war alles wieder in Ordnung.
»Komm mal schnell rein, mein Schatz!«, hat Mama gesagt und mich noch halb auf der Straße fest gedrückt.
Ich hab mich ganz steif gemacht, weil ich so schnell nicht umschalten kann von böse auf lieb, aber Mama hat mich einfach an der Hand gepackt und ins Haus gezogen. »Nun guck mal, was ich für dich habe!«
Und da stand der Käfig auf dem Küchentisch, ein richtiger Hamsterkäfig, mit Lauftrommel und allem. Und drinnen saß ein winzig kleines Hamsterkind und guckte mich an.
»Rudi Ratlos«, hab ich geflüstert. Ich hab immer gewusst, wenn ich mal einen Hamster kriege, heißt der Rudi Ratlos, und ein Kaninchen heißt Roger Rabbit.
»Hallo, Rudi Ratlos«, hab ich wieder gesagt.
Hinter mir stand Mama und hat die ganze Zeit geredet. Dass ich doch schon immer so gerne ein Tier haben wollte und dass ein Hund ja nicht in Frage käme, wegen der Ferien, dann wäre es aus mit Urlaub, und Meerschweinchen und Zwergkaninchen sauen in der Wohnung rum und köteln überall hin, und Mäuse sind irgendwie eklig.

»Aber Hamster«, hat Mama gesagt, »Hamster sind doch ganz süß, findest du nicht?«
Da hatte ich Rudi Ratlos schon in der Hand und hab ihn gestreichelt. Ich wusste, ich hätte Mama jetzt eigentlich um den Hals fallen und mich ganz doll bedanken müssen. Aber da war irgendwas an der Art, wie sie geredet und geredet hat und überhaupt nicht mehr aufhören wollte, das hat mich innen drin ganz steif gemacht.
»Danke schön, Mama«, hab ich darum nur gesagt.
Ich weiß nicht, ob sie enttäuscht gewesen ist. Aber jedenfalls hat sie da doch gewusst, dass ich ihr nicht mehr böse war wegen der Ohrfeige.

Am Nachmittag bin ich zu Lule gegangen, weil ich ihr von Rudi erzählen wollte, aber mit zu mir kommen und ihn angucken wollte sie nicht.
»Nun mach schon, Lule!«, hat ihre Mutter gesagt. »Sonst kannst du nie schnell genug zu Charlotte kommen!« Und dabei hat sie mit flüssigem Scheuermittel zwischen den Herdplatten rumgewischt.
Aber ich hatte schon begriffen. »Es ist wegen gestern«, hab ich gesagt.
Lule hat nicht geantwortet.
»Tu bloß nicht so, als ob ich dir nicht auch schon

mal eine gescheuert hätte!«, hat ihre Mutter gesagt und weiter auf dem Herd rumgerubbelt. »Mit dem allergrößten Bedauern und so, aber das weißt du ja schließlich auch, dass Mütter mal ausflippen können!«
Lule hat mich immer noch nicht angeguckt. Und jetzt wollte ich irgendwie auch schon nicht mehr, dass sie mitkam.
»Ja, ja, ja!«, hat sie gemurmelt.
Und darum hat sie Rudi Ratlos an dem Tag noch nicht kennen gelernt.

6

Mit Rudi Ratlos war es schön. Er war ja noch klein, und darum hat er vielleicht gedacht, ich bin seine Mutter oder so. Jedenfalls ist er ganz schnell zahm geworden.
Sie hatten ihn von seiner Familie weggenommen, als sie ihn Mama verkauft haben, zehn Geschwister hatte er, hat Mama erzählt. Aber von denen waren natürlich auch schon ein paar verkauft. So eine Hamstermutter kann einem Leid tun.
Also, er hat sich schnell an mich gewöhnt, er hat Kunststücke gelernt, den Arm hochlaufen und auf der Schulter Männchen machen und sogar über ein Lineal zu springen. Das hab ich aber dann ganz niedrig gehalten, und ein bisschen geschummelt hab ich auch. Es war schon gut, dass ich Rudi hatte, weil es mit Mama komisch geworden ist in der nächsten Zeit. Meistens war sie ganz freundlich, aber zwischendurch ist sie dann immer wieder ausgerastet.

»Ich schaff das nicht mehr!«, hat sie gebrüllt. »Ich schaff das einfach nicht mehr!« Und dann hat sie auch wieder nach mir geschlagen, aber inzwischen war ich ja gewarnt. Darum hat sie mich auch nicht mehr getroffen.
Aber mit Papa hat sie jetzt immer Krach gehabt, und das war früher nie so. Oder vielleicht war ich da nur zu klein und habe nichts gemerkt, weil die Erwachsenen sich ja am liebsten heimlich streiten. Wenn die Kinder im Bett sind.
Das haben sie jetzt aber nicht mehr getan. Meistens ging es los, gleich wenn Papa von der Arbeit gekommen ist. Er ist reingekommen und hat sich umgeguckt, und dann hat er auch schon angefangen zu schimpfen.
»Mein Gott!«, hat er gesagt. »Die Bügelwäsche steht immer noch da! Und die Töpfe standen gestern schon genauso in der Spüle, wenn ich mich nicht irre, oder? Sag bloß mal, wozu bist du eigentlich den ganzen Tag im Haus? *Wozu bist du eigentlich den ganzen Tag zu Haus?*« Und es hätte bloß noch gefehlt, dass er Mama geschüttelt hätte.
»Ich schaff das nicht«, hat Mama geflüstert. Mit ihren Händen hat sie die Stuhllehne umklammert, dass die Fingerknöchel ganz weiß geworden sind. »Ich schaff es einfach nicht mehr!«

»Schaff das nicht!«, hat Papa gebrüllt. Da wäre ich am liebsten zu Mama hingelaufen und hätte meine Arme um ihren Bauch gelegt, aber ich bin stehen geblieben. Mütter müssen die Kinder trösten, nicht umgekehrt.
»Was hast du denn den ganzen Tag getan? Der Fußboden *klebt*! Und was ist, wenn mal ganz unverhofft Besuch kommt? Was sagst du dann?«
Mama hat sich weggedreht mit einer Bewegung, die war langsam wie in Zeitlupe. Nur ihre Hände sind durch die Luft geflattert, als wären sie gar nicht an ihr festgewachsen.
»Aber gekocht hast du doch wohl wenigstens?«, hat Papa gefragt. Dann hat er sich zu mir umgedreht. »Was hat es heute zu Mittag gegeben?«
»Bananenbrot«, habe ich geflüstert. Aber als ich es gesagt hatte, wusste ich schon, dass es die falsche Antwort war, und ich war böse auf mich, weil ich nicht schnell genug gelogen habe. Es gibt Notlügen, die hört Gott lieber als die Wahrheit, hat unsere Religionslehrerin gesagt, weil sie ein Werk der Barmherzigkeit sind. Also dann darf man lügen.
Ich habe gewusst, dass es auch ein Werk der Barmherzigkeit gewesen wäre, wenn ich gesagt hätte, zu Mittag gab's Kohlrouladen, aber dafür war es jetzt zu spät. Oder Nudeln mit Soße.

»Bananenbrot!«, hat Papa gerufen. »Bananenbrot! Aber ja, natürlich, gekocht werden konnte ja nicht, dafür braucht man ja Töpfe, nicht wahr, und die sind ja immer noch dreckig von gestern! Oder von vorgestern? Wann hast du wenigstens dem Kind zuletzt was zu essen gemacht?« Und Papa hat Mamas Arm von ihrem Gesicht gerissen und sie angesehen, als wollte er sie schlagen.
»Ich weiß nicht«, hat Mama geflüstert. Sie hat sich nicht gewehrt. Sie hat dagestanden, als hinge sie an einem Draht.
»Sie weiß es nicht!«, hat Papa gebrüllt. Dann hat er mich an den Schultern gepackt, ganz fest. »Wann?«, hat er gefragt. »Und jetzt bitte keine Ausflüchte! Wann hat es in diesem Haus zum letzten Mal ein richtiges Mittagessen gegeben?«
Ich habe tief Luft geholt. Ich konnte nicht denken vor lauter Angst, aber ich wusste, auch wenn ich mich hätte erinnern können, wäre das letzte warme Mittagessen lange her gewesen.
»Gestern«, habe ich gesagt. Ich habe versucht, nicht zu flüstern und meine Stimme fest klingen zu lassen. Aber sie hat doch gequietscht. »Kohlrouladen.«
Da hat Papa seine Hände von meinen Schultern genommen und sich auf einen Stuhl fallen lassen. Den Kopf hat er in die Hände gestützt.

»Jetzt ist es schon so weit, dass das Kind für dich lügen muss«, hat er zu Mama gesagt. Er hat nicht mehr geschrien, ganz ruhig hat er gesprochen. Aber das war ja gerade das Unheimliche daran.

Und zu mir hat er gesagt: »Geh in dein Zimmer, Charlotte. Ich komm gleich zu dir rauf.«

Ich habe auch sofort gehorcht. Nur Mama hab ich nochmal angeguckt, bevor ich gegangen bin, sie stand immer noch so da, als wäre sie ganz weit weg oder als wäre alles weit weg von ihr.

Ich wollte eine Wut kriegen auf sie, weil ich für sie gelogen habe, und sie hat mich nicht mal mehr angeguckt. Aber ich hab keine Wut kriegen können.

Ich bin nach oben gegangen in mein Zimmer und hab mir Rudi Ratlos aus dem Käfig geholt. Zu Kunststücken hatte ich keine Lust, aber er hat auch ganz still nur so in meiner Hand gesessen und sich streicheln lassen. Ich finde, Tiere sind besser als Menschen.

7

In der nächsten Zeit bin ich dann oft bei Lule gewesen. Zu mir wollte sie ja nicht mehr kommen, und Rudi Ratlos konnte ich auch ganz gut mitnehmen. Nicht im Käfig natürlich, der war ja zu groß. Aber ich hab ihn einfach in einen Schuhkarton getan, das ging ganz gut.

Ich war sowieso nicht mehr so gerne zu Hause. Obwohl es bei Lule doch auch immer rummelig war. Aber es war rummelig und fröhlich, nicht rummelig und unheimlich wie bei uns.

»Schimpft dein Mann auch manchmal mit dir, wenn du nicht gut genug sauber machst?«, habe ich Lules Mutter gefragt. Ich soll Sabine zu ihr sagen, so heißt sie, aber weil ich früher immer Frau Schmidt gesagt habe, kann ich das jetzt nicht so gut. »Du« kann ich aber sagen.

»Das sollte er mal wagen!«, hat Lules Mutter gesagt und gelacht. Sabine. Dann hat sie mich angeguckt.

»Nee, du, ganz im Ernst«, hat sie gesagt und sich

hingesetzt. »Das würde er sich nie trauen. Und so *ganz* verkommen lasse ich es nun auch nicht bei uns.«

»Mama tut sonst nicht noch was«, habe ich gesagt. Rudi Ratlos ist immerzu auf meinem Arm hin- und hergelaufen und hat Männchen gemacht. Bestimmt hat er gewartet, dass ihm einer eine Belohnung gibt.

»Na, zu tun hat sie trotzdem«, hat Lules Mutter gesagt. »Bei dem großen Haus.«

Lule hat an der Treppe gestanden und eingeschnappt geguckt. »Kommst du jetzt spielen oder nicht?«, hat sie gefragt. »Immer das blöde Gerede!«

Ich hab genickt und Rudi in die Hand genommen. Wenn ich früher bei Lule war, wollte ich auch immer nur mit ihr spielen, aber jetzt hab ich plötzlich ganz gerne in der Küche gesessen und geredet. Lules Mutter hat dann Gemüse geputzt oder so. Oder in einer Illustrierten geblättert.

»Weißt du, Charlotte«, hat sie gesagt, als ich schon fast an der Treppe war, »manchmal hat man auch einfach eine schlechte Phase. Da kann man nicht arbeiten wie sonst. Da liegt alles wie ein Berg auf einem. Ganz schwer und groß und grau. Und man denkt, dass man alles nicht schaffen kann und dass es nie wieder anders wird. Aber das geht vorbei«, und sie hat ihren Kartoffelschäler genommen und weitergemacht mit dem Essen.

Ich bin mit Lule nach oben gegangen. Dass sie alles nicht mehr schaffen kann, das hatte Mama ja auch gesagt. Nichts von dem grauen Berg, aber wahrscheinlich meinte Lules Mutter dasselbe. Und sie hatte gesagt, das geht vorbei. Vielleicht müsste man Papa das mal erklären. Damit er ein bisschen geduldiger mit Mama war.

Wir haben dann den ganzen Nachmittag mit Rudi Ratlos in Lules Puppenhaus gespielt. Wir haben ihn in die Betten gelegt und auf die Stühle gesetzt, aber er wollte nirgendwo bleiben und ist immer nur durch die Gegend geflitzt. Er hat sich auch hinter der Treppe versteckt, und wir mussten furchtbar viel lachen.

Erst als ich gegangen bin, ist mir wieder eingefallen, was Lules Mutter gesagt hatte. Da bin ich fast gerne nach Hause gegangen.

8

Dann war es November, und wir haben beim Ballett mit den verstärkten Proben für die Weihnachtsaufführung angefangen. Die Weihnachtsaufführung ist immer am Freitag vor dem ersten Advent, und diesmal hatte ich zum ersten Mal ein Solo, als Zinnsoldat. Weil das Weihnachtsstück nämlich in einem Spielzeugladen gespielt hat. Obwohl ich da in Wirklichkeit noch nie Zinnsoldaten gesehen habe.
Aber im Stück kamen sie eben vor und alle anderen Spielsachen auch, und darum gab es dann auch für alle Ballettkinder eine Rolle. Aber längst nicht für alle ein Solo, und darum war ich auch ziemlich aufgeregt.
In der Zeit vor der Aufführung haben wir jede Woche einen Extraprobentermin gehabt, da war ich schon zwei Nachmittage die Woche nicht zu Hause. Und an einem Nachmittag war ich beim Klavierunterricht, das macht zusammen schon drei. Das hat mir ganz gut gepasst, weil ich die

restlichen beiden Nachmittage dann gut zu Lule gehen konnte, und am Wochenende war Papa zu Hause und hat was mit mir gemacht, oder ich habe ferngesehen.

Einmal hat Papa zu Mama gesagt, dass sie nun wirklich langsam mal Kohlhaases einladen müssten, weil es sonst allmählich schon peinlich würde.

»Und nachher kommt die Vorweihnachtszeit«, hat Papa gesagt, »und da hat alle Welt sowieso schon tausend Einladungen. Nächsten Freitagabend, wenn es Kohlhaases da passt, das setz ich jetzt einfach mal so fest«, und er hat Mama angeguckt, dass es fast schon drohend war.

Mama hat nicht geflüstert, dass sie das alles nicht schaffen kann, aber sie hat wieder ausgesehen, als wären wir alle weit weg von ihr.

»Vielleicht ist das dann ja auch mal ein Anlass für dich, dass du dich zusammenreißt«, hat Papa gesagt. »Und hier endlich mal wieder Ordnung schaffst! Und für das Essen überleg dir mal was Schönes. Du weißt ja, ich bin von ihm abhängig.«

Vielleicht hat Mama genickt, widersprochen hat sie jedenfalls nicht.

Herr Kohlhaase ist Papas Chef oder zumindest so ähnlich. Er hat Papa mit in seine Kanzlei genommen. Eine Kanzlei ist ein Büro für Rechtsanwälte. Was sie da den ganzen Tag über machen, weiß ich nicht, aber auf alle Fälle sind sie eine Sozietät, und was das ist, weiß ich auch nicht. Aber Herr Kohlhaase ist der Oberste von der Sozietät, jedenfalls der Älteste, und er hat die Kanzlei schon gehabt, da hat Papa noch studiert. Darum muss Papa auch höflich zu ihm sein und ihn zum Essen einladen und solche Sachen.

Es ist aber nicht so einfach gegangen. Die ganze Woche ist Mama im Haus herumgelaufen und hat Sachen geräumt, aber zwischendurch hat sie auch ziemlich viel irgendwo gelegen und an die Decke gestarrt. Sauberer hat es dann auch nicht ausgesehen als vorher.

Aber ich bin sowieso nicht so viel zu Hause gewesen, ich hab für die Weihnachtsaufführung geübt, und in Lules Zimmer hatten wir uns auch grade aus lauter alten Übergardinen und Bettüberwürfen und Laken eine Labyrinth-Höhle gebaut, mit Beleuchtung drin. Da haben wir meistens gespielt. Die Beleuchtung war die Bettlampe von Lules Vater, aber mit roter Glühbirne, und zu Anfang hat Rudi Ratlos vor dem Licht schreckliche Angst gehabt. Er wollte keine Kunststücke machen und nichts, aber dann hat er sich doch daran gewöhnt. Wir haben mit ihm

»Verlaufen« gespielt, dass wir uns in der Höhle verirrt hatten und nicht mehr raus konnten oder dass ein gefährlicher Bär hinter uns her war. Der Bär sollte Rudi sein, aber das hat er nicht so gut gemacht. Er wollte nur immer auf meiner Schulter sitzen, und das hätte ein echter Bär ja nun bestimmt nicht getan.

Am Freitagnachmittag hat Lules Mutter gefragt, ob wir die Höhle noch lassen wollten. Eigentlich muss Lule freitags immer aufräumen, an den anderen Tagen nicht, weil ihre Mutter sagt, es ist ihr zu nervig, da jeden Tag hinterher zu sein. Aber freitags muss Lule eben doch aufräumen, und am Wochenende kann sie dann wieder anfangen und Chaos machen.

Wir wollten die Höhle aber gerne noch für die nächste Woche haben, und Lules Mutter hat gesagt, dann macht sie eine Ausnahme. Das war ein Glück, weil wir nämlich gerade in der Höhle drin ein schräg gespanntes Seil hatten, an dem konnten wir Sachen hin- und herrutschen lassen, und das sollte unser Förderkorb sein.

Dann musste ich nach Hause, und ich hab mir überlegt, ob ich nicht am Wochenende mit Papa zusammen in meinem Zimmer auch eine Höhle bauen könnte. Ich hab so eine Patchwork-Decke über meinem Bett, die könnte man gut dafür nehmen und dann noch den großen Überwurf von Mamas und Papas Doppelbett. Ich wusste sogar schon, wie ich die Beleuchtung machen wollte.

Es ist aber dann doch alles anders geworden.

Als ich nach Hause gekommen bin, habe ich gleich gemerkt, dass nichts so war wie sonst, wenn wir Gäste haben. Sonst hat Mama überall Blumen stehen und Kerzen und den Esszimmertisch feierlich gedeckt. Das hat jetzt aber alles gefehlt.

Ich hab auch gesehen, dass unter dem Klavier immer noch die Staubmäuse rausgeschwebt sind, und Mama saß auf dem Sofa in der Ecke.

Sie hat anders ausgesehen als sonst.

Vor dem Sofa hat Papa gestanden und Mama immerzu angeguckt.

»Ich hab es ja versucht!«, hat Mama gesagt. Ihre Stimme hat merkwürdig geklungen, die Worte kamen wie rausgepurzelt, und das S war ganz weich und zischig. »Zuletzt hab ich mich sogar mit dem Zeug voll laufen lassen, aber ich hab es nicht geschafft, Friedhelm! Ich hab – es nicht geschafft«, und sie hat den Kopf auf die Brust plumpsen lassen, wie es bei Marionetten passiert, wenn man plötzlich den Draht locker lässt. Ihr Gesicht war rot, ihre Augen haben geglänzt, und dann hab ich auch gewusst, warum sie so

komisch gesprochen hat. Ich hab auch die Flasche mit dem Cognac auf dem Fußboden gesehen. Und dabei trinkt Mama sonst nie.
Papa ist zum Telefon gegangen. Er war unheimlich ruhig. Er hat nicht geschrien und kein Wort zu Mama gesagt. Er hat das Telefonregister aufschnappen lassen und gewählt, und dann hat er gesagt: »Evelyn? Ja, du, entschuldige, aber ich habe eine ganz unangenehme Nachricht! Ich muss euch kurzfristig absagen für heute Abend, leider!«
Am anderen Ende hat jemand gesprochen, ganz schnell, das konnte man bis zu uns hören.
»Nein, nein, nicht ganz so schlimm!«, hat Papa gesagt. »Aber Moni hat wieder eine ihrer Koliken. Ja, ganz plötzlich! Nein, den Notarzt haben wir schon gerufen.«
Dann war da wieder das aufgeregte Gerede am anderen Ende, und dann hat Papa gesagt: »Du hast ganz Recht, Evelyn. Zur Not muss sie in den sauren Apfel beißen und sich mal in der Klinik ganz durchchecken lassen. Na, ein Glück, dass ich euch wenigstens noch erreicht habe.«
Am anderen Ende hat die Stimme schon wieder angefangen, aber Papa hat gerufen: »Du, Evelyn, ich glaube, da kommt der Arzt! Entschuldige!« Und er hat den Hörer aufgeknallt.

Ich habe keinen Ton gesagt und versucht rauszukriegen, was los war. Weil natürlich kein Notarzt gekommen ist, und dabei ist Papa sonst immer so gegen das Lügen. Und ich glaube nicht, dass das eine Notlüge aus Barmherzigkeit war.
»Wenigstens das«, hat Papa gesagt und sich in einen Sessel fallen lassen. »Wenigstens *die* Schande bleibt einem erspart, dass Kohlhaases kommen und das Haus in diesem Zustand erleben. *Und* meine Frau!« Und plötzlich hat er mit der Faust auf den Tisch geschlagen und geschrien, und da habe ich gewusst, dass nicht nur das mit dem Notarzt gelogen war, sondern auch das mit der Kolik, und dass Mama in Wirklichkeit gar nicht krank war. Nur betrunken.
Ich habe mich so furchtbar geschämt, aber vor allem habe ich schreckliche Angst gehabt. Vor Papa; der geschrien hat und geschrien. So fürchterliche Sachen hat er geschrien, die darf man nicht zu einem anderen Menschen sagen, finde ich, auch nicht, wenn er eine Feier verschlampt und sich betrinkt. Wo Mama das doch sonst nie tut. Und vor Mama habe ich Angst gehabt, weil sie so fremd und fürchterlich auf dem Sofa gesessen hat, und beide haben mich gar nicht bemerkt.
Da bin ich in mein Zimmer gegangen und habe

Rudi zurück in seinen Käfig gesetzt, und dabei habe ich gesehen, dass sein Futternapf ganz leer war. Mir ist eingefallen, dass ich ihm schon mindestens zwei Tage kein Futter mehr gegeben hatte, und ich habe gedacht, dass ich darauf jetzt ganz besonders gut aufpassen muss. Weil Mama das bestimmt nicht tut, und nachher ist Rudi verhungert.

»Keine Sorge, Rudi«, hab ich gesagt, als ich den Napf aus dem Käfig genommen habe. »Ich pass auf dich auf. Ich lass dich nicht verhungern. Ich beschütz dich immer und ewig.«

Aber Rudi hat mir gar nicht zugehört, er hat sich nur auf sein Futter gestürzt und gefressen.

9

An dem Abend bin ich alleine ins Bett gegangen, schon ganz früh. Abendbrot habe ich keins gegessen, weil ich nicht nochmal nach unten wollte, aber die Zähne hab ich mir geputzt und auch das Gesicht gewaschen.

Von unten sind immer noch Geräusche gekommen, Schreien vielleicht oder Weinen, aber ich habe meinen Kopf unter die Bettdecke gesteckt und mir vorgestellt, dass ich von einem Indianer in sein Zelt eingeladen bin, und nun liegen wir da beide ganz gemütlich im Warmen und rauchen die Friedenspfeife, und draußen ist es eine bitterkalte Nacht. Wie im Märchen, eine bitterkalte Nacht, aber wir hatten es warm und gemütlich in unserem Zelt und haben nicht geredet, weil Indianer mehr fürs Schweigen sind.

Später ist Papa gekommen, ich hab seine Schritte schon auf der Treppe gehört, und da hab ich die Augen ganz fest zugemacht. Papa hat die Decke von meinem Kopf weggezogen und an den

Seiten ganz fest um mich rumgestopft, und da hatte ich kein Zelt mehr und keinen Indianer. Aber Papa hat mir über den Kopf gestrichen und irgendwas gemurmelt, was ich nicht verstanden habe.

Am Wochenende ist er dann einen Tag mit mir in den Zoo gegangen und am Sonntag zu seinem alten Schulfreund Willi. Im Zoo war es schön, obwohl es ziemlich kalt war und zwischendurch auch mal geregnet hat, aber außer uns waren nur noch wenige Leute da, und wir hatten die Tiere fast für uns.

Bei dem Schulfreund Willi war es nicht ganz so schön, weil der zwei Söhne hat, mit denen soll ich immer spielen, aber sie sind mir zu wild, und ich hab keine Lust. Rumgegangen ist der Tag trotzdem.

Mama hatten wir an beiden Tagen nicht mit, ich weiß nicht, ob das ihre Strafe dafür war, dass sie sich so schlecht benommen hatte. Ich hab mich nicht getraut, Papa zu fragen, und ich hab mich auch nicht getraut, zu Mama zu sagen, dass sie doch mitkommen sollte. Nachher wäre Papa böse gewesen oder es hätte wieder Geschrei gegeben.

Als wir vom Schulfreund Willi zurückgefahren sind, hat Papa im Auto zu mir gesagt, dass ich

mir keine Sorgen machen sollte wegen Mama. Da war ich froh, dass er davon geredet hat.
»Lules Mutter sagt, das ist eine schlechte Phase«, hab ich gesagt. »Es ist wie ein grauer Berg, und man kann nichts tun und glaubt, dass es nie zu Ende geht. Es geht aber doch vorbei.«
»Ihr Wort in Gottes Ohr«, hat Papa gesagt und an einer Ampel gehalten. »Soll das heißen, dass man in den Familien deiner Klassenkameraden nun auch schon über den Zustand deiner Mutter redet? Na, danke schön!« Und als die Ampel wieder grün geworden ist, hat er so wütend Gas gegeben, dass das Auto fast einen Hüpfer gemacht hat.

Ich glaube nicht, dass Mama sich noch mal betrunken hat, jedenfalls hat sie kein so rotes Gesicht mehr gehabt und auch nicht mehr so stolperig gesprochen. Dafür hat sie aber wieder den ganzen Tag auf dem Sofa gelegen und an die Decke gestarrt, jedenfalls wenn ich zu Hause war, und ich hab immer versucht, nicht zu dicht ranzugehen. Einmal hat sie mich nämlich am Arm erwischt und mich zu sich aufs Sofa gezogen, und dann hat sie mich gestreichelt wie ein kleines Baby und immerzu geflüstert, dass alles gut wird.

Ich habe mich aber ganz steif gemacht, und dann hab ich mich losgerissen und bin zu Lule gerannt. Im Labyrinth ist mir dann eingefallen, dass ich Rudi zu Hause vergessen hatte, und darum hatten wir keinen Bären.

Mit Lules Mutter wollte ich gern über Mama reden, aber ich hab mich auch geschämt, und dann hab ich gedacht, dass Papa bestimmt böse wäre, wenn er es wüsste. Da hab ich es eben gelassen.

Und dann hat Papa eines Abends beim Ins-Bett-Gehen zu mir gesagt, dass er sich vorstellen könnte, wie schwierig das alles für mich wäre.

»Aber Mama war heute beim Arzt«, hat er gesagt. »Der hat ihr Medikamente verschrieben, und du sollst mal sehen, in ein paar Tagen ist sie wieder die Alte.«

»Ja?«, habe ich gesagt. Ich hab mich nicht getraut zu fragen, was denn eigentlich mit Mama los war, dass sie so fremd geworden ist und so unheimlich. Ich hab gedacht, vielleicht weiß Papa es selber nicht, sonst hätte er es doch erzählt. Und die Koliken waren es ja bestimmt nicht, aber eine Krankheit musste es schon sein, sonst wäre sie doch nicht zum Arzt gegangen, und es hätte auch keine Medizin gegeben.

»Ehrenwort«, hat Papa gesagt. Es hat so geklungen, als ob er daran glaubt. »Und weißt du was?

Wenn du deine Weihnachtsaufführung beim Ballett hast, nehme ich mir den Nachmittag frei, und wir gehen alle zusammen. Alle drei, Mama, du und ich.«

Dann hat Papa das Licht ausgemacht, und ich bin wieder zu meinem Indianer ins Zelt gekrochen. Aber diesmal hab ich doch geredet, weil ich dachte, so ein Indianer hat bestimmt keine Ahnung vom Ballett, und er hat mir auch ganz gespannt zugehört und seine Friedenspfeife geraucht. Nur geantwortet hat er mir nicht.

10

Das mit der Weihnachtsaufführung muss ich jetzt erzählen, aber es ist eine traurige Geschichte, gar nicht, wie ich es mir vorgestellt hatte, als ich mit dem Indianer geredet hab.

Lule hat ihre Mutter so lange bearbeitet, bis die gesagt hat, na gut, dann würde sie mit Lule zum Zugucken gehen. Lules Mutter hält nicht so viel von Ballett für Kinder, das hat Lule mir erzählt, selber hat sie es nicht gesagt. Lules Mutter sagt, nachher sind die Kinder ganz verplant, jeden Morgen Schule und den einen Nachmittag Ballett und den anderen Nachmittag Musikunterricht und den dritten Nachmittag Sport. So lange sie Kinder sind, sollen sie mit ihrer Zeit frei umgehen können, sagt Lules Mutter, der Stress kommt früh genug.

Ich glaube aber, dass es ihr vielleicht nur zu teuer ist. So besonders toll ist Lule ja auch nie angezogen. Und ich finde sowieso nicht, dass ich verplant bin, ich bin ja froh, wenn nachmittags

was los ist. Vor allem im Winter. Sonst müsste ich ja die ganze Zeit bei Mama sein.
Die Weihnachtsaufführung ist nicht in der Ballettschule, sondern immer in so einem großen Gemeindesaal mitten in der Stadt, richtig mit Bühne. Wir brauchen so viel Platz, weil all die vielen Eltern kommen und vielleicht auch noch Freunde und viele Großeltern sowieso. Meine natürlich nicht, weil meine beiden Omis zu weit weg wohnen, aber andere Großeltern. Und es ist jedes Mal sehr feierlich, wir nehmen immer Stücke mit so schöner Musik, und am Schluss haben die Zuschauer Tränen in den Augen. Jedenfalls die Erwachsenen.
Papa hatte gesagt, dass er uns nach der Schule rechtzeitig abholen würde, aber als ich gekommen bin, war er noch nicht da. Mama lag im Wohnzimmer auf dem Sofa, und ich habe gleich gesehen, dass sie sich die Haare nicht gewaschen hatte, und hübsch angezogen war sie auch nicht.
Ich habe gedacht, dass die Zeit zum Haarewaschen nicht mehr reicht, aber zum Umziehen schon noch. Das hab ich ihr auch gesagt.
»Papa hat angerufen«, hat Mama gesagt. Sie hat sich immerhin aufgesetzt dabei. »Es ist ihm was dazwischengekommen. Wir sollen schon alleine fahren.«

Ich hab gedacht, dass das schade war, aber wenigstens wollte ja Lule kommen und ihre Mutter auch.
»Fahr du alleine, Schatz«, hat Mama geflüstert. »Ich – ich fühl mich nicht so gut. Ich möchte nicht so gerne. Obwohl ich dich natürlich gerne sehen würde«, und dann wollte sie mich schon wieder anfassen. Ich bin aber einen Schritt zurückgegangen.
„Allein finde ich da doch nicht hin!«, habe ich geschrien. »Nie machst du irgendwas mit! Immer liegst du nur auf der Couch! Alles machst du mir kaputt!«
»Aber Liebes«, hat Mama geflüstert und immer noch den Arm nach mir ausgestreckt.
Es wäre ja alles nicht so schlimm gewesen, wenn ich mit Lule hätte mitfahren können, aber ihre Mutter hatte sie schon gleich an der Schule abgeholt, weil sie vor der Aufführung noch zusammen in der Stadt einkaufen wollten. Und ganz allein hab ich mich einfach nicht getraut zu fahren.
»Ich muss ein Solo tanzen!«, habe ich geschrien. »Ohne mich können sie nicht anfangen!«
Da ist Mama aufgestanden. Sie hat ausgesehen, als hätte sie den ganzen Tag schwer gearbeitet, ganz müde und erschöpft. Ihre Schultern waren

so nach vorne gebeugt, und sie hat mich angeguckt wie durch eine Glasscheibe.
»Pack deine Sachen zusammen«, hat sie gesagt. »Ich komm mit.«
Da bin ich so froh gewesen, weil ich gedacht hab, vielleicht wird es nun trotzdem ein schöner Nachmittag. Vielleicht kommt Papa doch noch hin, ein bisschen später. Wenn man leise ist, kann man ja auch zwischendurch in den Saal rein. Und dann würden sie beide sehen, wie ich den Zinnsoldaten tanze, und wir könnten zusammen zurückfahren, und vielleicht würden wir unterwegs noch irgendwo halten und einen heißen Kakao trinken. Das haben wir früher manchmal getan.
Mama hat sich auch wirklich ihr schönes Minikleid angezogen, aber ich hab mich trotzdem geschämt. Das hab ich ihr aber nicht gesagt, nur, dass sie sich doch vielleicht noch schminken sollte. Ihr Gesicht war so grau, und sie hat Ringe unter den Augen gehabt. Das Kleid hat auch um sie herumgeschlottert, und die Haare waren ganz strähnig. Sie hat sie aber nach hinten zusammengebunden, da war es nicht mehr ganz so schlimm. Nur ihr Gesicht sah dann noch grauer aus; sie wollte aber kein Make-up.
An der Bushaltestelle ist Mama immer hin und

her gelaufen und hat mich so fest gehalten, dass es schon wehtat.

»Du musst nicht mehr auf mich aufpassen!«, hab ich böse gesagt. »Mit dem Schulbus fahr ich ja auch alleine!«

Aber Mama hat mich weiter festgehalten und ist auf und ab gerannt. »Ich weiß«, hat sie geflüstert. Sie hat immer nur geradeaus geguckt, aber zum Glück ist dann der Bus schon gekommen, und wir sind eingestiegen.

Mama hat sich mit mir gleich bei der Mitteltür hingesetzt, und ich hab mich schon gewundert, dass sie nicht bezahlt hat. Ich hab aber nichts gesagt. Ich hab gedacht, vielleicht hat sie ihr Portemonnaie vergessen, und wenn ich sie jetzt frage, hört das der Fahrer und schmeißt uns raus. Darum war ich lieber still.

Im Bus hat Mama mich nicht mehr festgehalten, nur die Stange bei der Mitteltür, dabei hat sie doch gesessen. Sie hat sich aber ganz doll vorgebeugt und sich mit beiden Händen angeklammert. Als ob sie Angst hatte, sie würde sonst vom Sitz fallen.

Ich hab zur anderen Seite aus dem Fenster geguckt und gedacht, vielleicht denken die Leute im Bus dann, ich gehöre nicht dazu. Weil es mir so schrecklich peinlich war. Wie Mama gesessen

hat und wie sie geguckt hat und dass ihre Haare ganz fettig waren.
Darum hab ich draußen die Ampeln gezählt und so getan, als ob ich Mama gar nicht kenne, aber nach einer Weile hab ich schon gemerkt, wie sie immer komisch angefangen hat zu ruckeln. Da hab ich ganz vorsichtig aus den Augenwinkeln zur Seite gelinst, und da ist Mama immer zwischendurch so halb aufgesprungen, als ob sie aufstehen wollte, aber dann hat sie sich doch immer wieder ganz langsam hingesetzt. Ihre Hände hatte sie die ganze Zeit noch um die Stange.
Ich hab gemerkt, dass die anderen Leute Mama schon angestarrt haben, und ich hab gedacht, nur noch fünf Minuten, dann sind wir bei der U-Bahn.
Das ist aber nicht so gekommen.
Als der Bus nämlich das nächste Mal gehalten hat und seine Türen schon fast wieder zugegangen waren, ist Mama doch ganz aufgesprungen.
»Halt!«, hat sie geschrien. Mit so einer gruseligen Stimme, als ob ihr einer mit dem Messer ins Herz sticht oder wie jemand im Fernsehen.
Der Busfahrer hat sich zu uns umgedreht und die Türen nochmal aufgemacht.
»Beim nächsten Mal überlegen Sie sich früher, dass Sie aussteigen wollen!«, hat er gesagt.

Aber Mama war schon fast die Stufen runter. Nach mir hat sie sich überhaupt nicht umgedreht, ich bin aber dann doch hinterher, und ich hab gedacht, jetzt wissen sowieso alle, dass wir zusammengehören, und hoffentlich war keiner aus unserem Dorf im Bus.

Draußen hat Mama erst mal ganz tief Luft geholt. Sie hat ein bisschen geschwankt, wie Leute schwanken, wenn sie betrunken sind, das war sie aber bestimmt nicht.

Da ist mir erst wieder meine Aufführung eingefallen, und ich habe Mama angebrüllt.

»Jetzt kommen wir zu spät!«, habe ich geschrien. »Alle müssen jetzt auf mich warten, das ganze Stück kann nicht losgehen, nur weil du ausgestiegen bist!«

Ich habe mich aber auch ein bisschen für das Schreien geschämt, weil ich dachte, bestimmt ist es Mama schlecht geworden, darum wollte sie raus, und da kann man ja nichts dafür. Und wenn man in den Bus spuckt, ist das auch nicht schön. Aber ich wusste ja auch, dass der nächste Bus erst in zwanzig Minuten kam, und darum war ich sauer.

»Du musst alleine fahren«, hat Mama wieder geflüstert. »Liebes. Ich schaff es nicht. Ich schaff es einfach nicht.«

»*Was* schaffst du nicht?«, hab ich gebrüllt und Mama in die Seite getrommelt. »Ich kann das nicht alleine! Meine Aufführung!«
Aber Mama hat sich nur umgedreht, als ob ich gar nichts gesagt hätte, und ist langsam zurückgegangen. Den ganzen Weg, den wir mit dem Bus gekommen waren! Fast zwei Stunden, und immer zu Fuß an der Straße.
Und ich bin die ganze Zeit hinter ihr hergelaufen und habe geheult. Zuerst habe ich es einfach nicht geglaubt, ich hab gedacht, gleich kehrt sie um und geht wieder zurück zur Bushaltestelle. Wir hatten ja zwanzig Minuten Zeit.
Aber dann ist uns der nächste Bus entgegengekommen und an uns vorbeigefahren, und da wusste ich, dass Mama wirklich zu Fuß nach Hause zurückgehen wollte. Und ich hab an mein Solo gedacht und geheult.
Zu Hause ist Papa dann auch bald gekommen. Er hat bei meiner Ballettlehrerin angerufen und etwas von einer Autopanne auf der Strecke erzählt, und sie hat gesagt, dass sie es schade findet, aber dass sie mein Solo gut überbrücken konnten. Das weiß ich auch. Bestimmt durfte es Rosalind jetzt tanzen.
Dann hat Papa mich auf den Schoß genommen und wollte mich trösten, ich war aber schon

ganz leer geweint. Ich hab nur die Lippen zusammengekniffen und nichts gesagt. Schließlich war Papa ja auch schuld. Wenn er mitgekommen wäre, wäre das alles nicht passiert.

Am Abend konnte ich nicht einschlafen, und am nächsten Morgen in der Schule hat Lule mir erzählt, dass sie die Aufführung richtig toll fand. Und sie hat mich gefragt, wo ich denn war und warum so eine Schwarzhaarige den Zinnsoldaten getanzt hat.

Ich hab gesagt, dass wir auf dem Weg eine Autopanne hatten.

11

Die Labyrinth-Höhle haben wir dann bald abgebaut, weil sie uns langweilig war, aber dafür hat Lules Mutter mit uns Plätzchen gebacken. Für Weihnachten.

Zu Hause habe ich gar nicht erst gefragt, ob wir backen wollten. Das konnte ja jeder sehen, dass Mama das nicht machen würde, aber dafür hab ich welche von Lule mitgebracht, Herzen und Sterne und kleine Engel.

Lules Mutter hat gesagt, wo ich sie gebacken hab, ist es doch klar, dass sie mir auch gehören, und sie hat mir sogar eine von ihren Keksdosen dafür geliehen.

Ein paar Tage vor Weihnachten sind dann die Omis gekommen. Die Omis sind Papas Mutter und Mamas Mutter, und sie kommen immer zu Weihnachten zu uns. Die Opis dazu sind tot.

Ich freu mich immer, wenn die Omis kommen, weil man daran merkt, dass Weihnachten nun richtig losgeht, und sie bringen auch immer Taschen voller Geschenke mit. Aber diesmal war es doch nicht so schön.

Ich glaube, die Omis haben gleich gemerkt, dass es bei uns in diesem Jahr nicht war wie sonst, weil es ja überall dreckig war und der Kram rumlag, und ich hatte kein sauberes Sweatshirt mehr. Bestimmt haben sie mit Papa darüber gesprochen und vielleicht auch mit Mama, aber genau weiß ich das nicht. Mit Kindern redet ja keiner.

Jedenfalls haben sie gleich am zweiten Tag, als sie da waren, mit dem Großputz angefangen, und das mussten sie sonst nie. Sonst hatte Mama alles schon immer vierzehn Tage vorher fertig, und wenn die Omis gekommen sind, hat es geblitzt und geblinkt.

Sie haben aber ganz fröhlich getan dabei und Weihnachtslieder gesungen und Eimer geschwenkt, und sogar Mama haben sie irgendwie dazu gebracht zu helfen. Nur einmal ist Oma Mia ausgerastet, das war, als sie mein Zimmer sauber machen wollte und Rudis Käfig entdeckt hat.

»Nun komm aber mal her, Charlotte!«, hat Oma Mia gerufen. »Kannst du mir erzählen, wann der hier das letzte Mal sauber gemacht worden ist? Hat man dir nicht erklärt, dass man für sein Tier sorgen muss? Und dass dazu auch ein sauberer Käfig gehört? Antworte!«

»Doch«, hab ich gesagt. Ich hab ihr nicht erzählt, was für einen Schrecken ich gekriegt habe, als sie mich gerufen hat, weil mir plötzlich eingefallen ist, dass ich Rudi schon seit drei Tagen nicht mehr gefüttert hatte. Und dabei hatte ich ihm doch versprochen, immer für ihn zu sorgen!

»Mindestens drei Wochen hat den keiner mehr sauber gemacht!«, hat Oma Mia wieder gesagt. Rudi saß ganz aufmerksam in seiner Trommel und hat zugehört.

Ich hab gedacht, dass ich mich überhaupt nicht erinnern konnte, wann ich mich jemals um den Käfig gekümmert hatte. Nur immer ums Futter. Und Papa hat das bestimmt auch nicht getan und Mama schon sowieso nicht.

»Also los«, hat Oma Mia gesagt und mir den Käfig hingehalten. »Ran an die Arbeit.«

Ich hab mich ziemlich geekelt, aber dann hab ich es doch getan, und Rudi hat sich auch richtig gefreut, jedenfalls hat er sich hinterher immer auf die Hinterbeine gestellt und Männchen gemacht.

Es ist dann noch richtig schön weihnachtlich geworden bei uns. Den Hausputz hatten die Omis wie nichts geschafft, und dann haben sie mit mir gebastelt und Weihnachtslieder gesungen, und Tannengrün stand auch überall. Sogar Plätzchen haben wir noch gebacken, obwohl ich doch die ganze Dose von Lule hatte. Aber Oma Christine hat gesagt, sie hat so viele Familienrezepte, und das war bei Oma Mia auch so. Da hatten wir nachher mehr Plätzchen, als wir überhaupt essen konnten, aber Papa hat sich darüber gefreut und Mama ja vielleicht auch.

12

Weihnachten ist dann auch nicht so schrecklich geworden.
Heiligabend hat es tatsächlich geschneit, und da konnten wir zusammen im Schnee zur Kirche gehen, die beiden Omis, Papa und ich. Mama wollte ja nicht.
Ich gehe Weihnachten gerne in die Kirche. Es riecht so gut, und es wird viel gesungen, und ein Tannenbaum steht auch da. Wenn man hinterher wieder nach draußen kommt, ist es schon dämmerig, und man weiß, jetzt wird das Weihnachtszimmer aufgeschlossen.
Lule darf Weihnachten nicht in die Kirche, weil ihre Mutter sagt, wenn man das ganze Jahr nicht geht und sowieso nicht an Gott glaubt, braucht man das Weihnachten auch nicht zu tun. Mir tut Lule deswegen ziemlich Leid.
Ohne Kirche ist der Nachmittag vom Heiligabend schrecklich lang, nach dem Mittagessen weiß man nicht mehr, was man machen soll,

weil man ja sowieso bloß noch auf die Bescherung wartet. Da ist die Kirche doch eine schöne Abwechslung.
Noch besser wäre es natürlich, wenn ich das Nachmittagsprogramm im Fernsehen gucken dürfte, aber unser Fernseher steht im Wohnzimmer, und das ist am Heiligabend vor der Bescherung immer abgeschlossen.
Als wir in diesem Jahr nach der Kirche nach Hause gekommen sind, stand in der Küche immer noch der Abwasch vom Mittagessen. Das hätte Mama ja wenigstens erledigen können, wo sie schon nicht mit zur Kirche war, aber sie ist dann die Treppe runtergekommen, und ich hab gleich gesehen, sie hatte sich die Haare gewaschen und sich sogar ein bisschen geschminkt. Ihr violettes Abendkleid hatte sie auch an.
Da hab ich mich gefreut und gedacht, Weihnachten ist doch ein heiliges Fest, und warum soll Gott nicht machen können, dass Mama wieder ist wie früher. Wo er doch alles kann, was er will, sagt die Religionslehrerin, das steht in seiner Macht. Ich hab gedacht, vielleicht hat Gott extra bis Weihnachten gewartet mit dem Gesundmachen, und nun soll es eine besondere Überraschung für die Familie sein.
Papa hat dann das Wohnzimmer aufgeschlos-

sen, und der Tannenbaum hat gestrahlt, und aus dem Radio kam leise Weihnachtsmusik. Früher habe ich immer ein Gedicht aufgesagt, aber in diesem Jahr hab ich das irgendwie vergessen. Ich bin gleich zu meinen Geschenken gegangen, es waren viel mehr als sonst, das hab ich auf den ersten Blick gesehen.

Neue Ballettschuhe und ein Bademantel und ein ganzer Stapel Bücher und vier Kassetten und ein neuer Kassettenrecorder und neue Schlittschuhe und ein Walkie-Talkie und eine elektrische Kinderschreibmaschine und ein Barbie-Haus (obwohl ich dafür eigentlich längst zu alt bin) und ein neuer Schlafanzug und zwei Sweatshirts. Bestimmt hab ich auch noch was vergessen. Es war so viel, dass ich immer nur ausgepackt habe und ausgepackt, und in der Sitzecke saßen die Erwachsenen und haben auf Weihnachten angestoßen.

Als alles ausgepackt war, hab ich dann erst gemerkt, dass die riesige Babypuppe nicht dabei war, die ich mir schon so lange gewünscht habe. Ich weiß, dass man mit neun schon *fast* zu alt ist für Babypuppen, aber Lule hat so eine und ganz viele andere Mädchen auch, und sie sind wirklich toll. Sie sehen fast wie lebendig aus, und man kann ihnen richtiges Babyzeug anziehen.

Und wenn man sie auf dem Arm hat, ist das ein schmusiges Gefühl.
Ich war ganz sicher gewesen, dass ich die Babypuppe kriegen würde, wo sie doch das Einzige war, was ich ganz doll wollte, und darum hab ich noch mal überall rumgeguckt. Es war aber wirklich kein Paket mehr irgendwo versteckt.
Da bin ich zu Papa und Mama und den Omis gegangen und hab mich bei allen bedankt, und Papa hat gefragt: »Hat der Weihnachtsmann denn das Richtige ausgesucht?«
Und ich habe gesagt, doch, vielen Dank. Von der Puppe hab ich nichts gesagt, weil ich nicht die schöne Weihnachtsstimmung kaputtmachen wollte.
Wir haben dann noch Spekulatius und die selbst gebackenen Plätzchen gegessen, und dann haben wir alle zusammen ein Spiel gespielt, das ich von Oma Christine gekriegt hatte. Sogar Mama hat mitgespielt, aber ich habe doch gemerkt, dass es Gott ganz egal war, ob Weihnachten heilig war oder nicht, gesund gemacht hat er sie nicht. Nach einer Runde hat Mama nämlich aufgehört mit Spielen und nur noch in der Sofaecke gesessen, und Papa hat für sie weitergezogen und so getan, als ob nichts wäre.
Aber ich hab gedacht, dass es mir jetzt ganz egal

ist, was die Religionslehrerin sagt, und wenn es Gott gibt, ist er ein ganz gemeiner Gott. Das darf man aber nicht denken, vor allem an Weihnachten nicht. Da hab ich lieber geglaubt, dass es ihn gar nicht gibt, sehen kann man ihn sowieso ja nicht.

Als ich abends ins Bett gegangen bin, hat mir Oma Mia noch eine Karotte für Rudi Ratlos mit raufgegeben.

»Weihnachten ist ein Fest für die Tiere genau wie für die Menschen«, hat Oma Mia gesagt. »Der liebe Gott hat seinen Sohn nicht umsonst in einem Stall zur Welt kommen lassen. An Weihnachten müssen wir auch für unsere Tiere ganz besonders sorgen.«

Da ist mir erst eingefallen, dass ich Rudi schon wieder zwei Tage kein Futter gegeben hatte.

13

Und dann ist es richtig schlimm geworden.
Gleich nach Silvester sind die Omis weggefahren, aber ich habe noch mitgekriegt, wie sie zu Papa gesagt haben, wenn es nötig sein sollte, könnten sie natürlich jederzeit wiederkommen.
Und Papa hat gesagt, er hofft, dass das nicht nötig sein wird, weil die Medikamente irgendwann ja verdammt nochmal anschlagen müssen, und um eine Therapie wollte er sich jetzt auch ganz schnell kümmern.
Ich weiß nicht, was eine Therapie ist, aber Oma Christine hat ganz erschrocken ausgesehen und gesagt: »Aber Friedhelm, sie ist doch nicht verrückt! Überleg dir das doch nochmal!«
Was Papa geantwortet hat, konnte ich nicht verstehen. Oma Christine ist Mamas Mutter.
Ich habe aber gedacht, dass es schön wäre, wenn die Omis wiederkommen. Mir hat schon gegraust davor, wie es ohne sie würde.
Also, ja. Dann ist alles ganz schnell passiert, und

ein bisschen bin ich ja auch schuld. Weil ich doch das mit Gott gedacht habe. Dass es ihn nicht gibt oder dass er ein gemeiner Gott ist.

Aber Papa hat gesagt, das ist Quatsch, erstens gibt es Gott überhaupt sowieso gar nicht, und zweitens, wenn es ihn gäbe, würde er nicht so kleinlich sein und Kinder für ihre Gedanken bestrafen. Dann würde er sich überhaupt nicht darum kümmern, was neunjährige kleine Mädchen denken, dazu hätte er viel zu viel anderes zu tun.

Das glaube ich aber nicht, weil Gott ja überall zugleich sein und alles gleichzeitig tun kann, sagt meine Religionslehrerin, und vielleicht wollte er ja auch gar nicht mich, sondern Papa bestrafen, weil der solche Sachen über ihn sagt.

Jedenfalls ist es im neuen Jahr schrecklich geworden bei uns, noch schlimmer als vorher, und da war es ja auch schon nicht schön. Mama hat fast nur noch im Schlafzimmer auf dem Bett gelegen, und manchmal ist sie auch hin und her gerannt. Das konnte ich unten im Wohnzimmer hören. Nach oben bin ich nicht mehr so oft gegangen, weil ich ihr nicht begegnen wollte. Mittagessen hat sie überhaupt keins mehr gemacht, und zuerst hat mich das auch nicht so gestört, weil ich sowieso nicht gern Gemüse esse. Aber

manchmal hab ich doch Hunger gehabt, und einmal, als ich bei Lule war, hat ihre Mutter über mich lachen müssen.
»Du hast ja wohl seit Tagen nichts gegessen!«, hat sie gesagt. Mehr so aus Quatsch.
Da hatte ich gerade zwei Apfelsinen verdrückt und eine ganze Menge Apfelschnitze und fast ein ganzes Paket Butterkekse und zwei trockene Kartoffeln, die auf einer Untertasse auf der Arbeitsplatte gestanden hatten. Die waren wohl vom Mittagessen übrig geblieben.
»Doch, ich krieg jeden Tag was!«, hab ich gesagt und den Keks weggelegt, den ich mir gerade genommen hatte. »Jeden Tag!«
»Natürlich«, hat Lules Mutter gesagt und mich ganz komisch angeguckt.
»Heute hatten wir Spargel!«, hab ich gesagt. »Und Schinken! Und weiße Soße!«
»Spargel?«, hat sie gefragt. »Mitten im Januar?«
Ich hab gedacht, dass ich nun was Falsches gesagt hatte, aber da hat Lules Mutter schon die Achseln gezuckt.
»Ach so, aus der Dose«, hat sie gesagt. »Na ja, wenn man auf die Vitamine verzichten will.«
Aber ich bin böse auf sie gewesen, weil es sie gar nichts angeht, ob ich was zu essen kriege und ob es bei uns Spargel aus der Dose gibt. Und ein

bisschen war es mir auch peinlich, dass ich so viel gefuttert hatte. Ich hab gedacht, dass ich in Zukunft aufpassen muss und mir mittags ein Brötchen schmieren, sonst merken andere Leute auch noch was. Und das würde Papa bestimmt nicht wollen. Und ich auch nicht.
Als ich nach Hause gekommen bin, hat Mama im Schlafzimmer telefoniert. Das hat mich froh gemacht.
Ich bin ganz schnell nach oben in mein Zimmer gesaust, weil ich beim Fernsehen mit meinen Malschablonen malen wollte. Und da hab ich ihn dann gesehen.
Er hat ganz still in der Ecke vom Käfig gelegen, hinter seiner Lauftrommel. Auf der Seite hat er gelegen, und die Beine hat er so komisch gehalten, fast über Kreuz.
»Rudi!«, hab ich geschrien. »Rudi Ratlos!«
Er hat sich aber nicht gerührt.
Da ist mir eingefallen, dass ich ihn bestimmt schon seit vier oder fünf Tagen nicht mehr gefüttert hatte, und ich hab nicht mehr hingucken wollen, ich hab es aber doch gemusst. Immer wenn ich wegsehen wollte, ist etwas in mir drin gewesen, das gesagt hat, vielleicht lebt er ja doch noch, vielleicht lebt er ja doch noch.
Da hab ich ganz vorsichtig die Käfigtür aufge-

macht, aber ich hab gewusst, dass er tot ist, seine Augen waren so tot, und ich hab »Rudi« gerufen, und dann musste ich wegrennen. Im Badezimmer hab ich mich vors Klo gekniet, ich konnte aber nicht spucken.

Und dann hab ich plötzlich gewusst, wer schuld war. Im Schlafzimmer hat Mama immer noch telefoniert. Ich hab die Tür aufgerissen, und dann hab ich das Telefon auf den Boden geschmissen und hab auf Mama eingeschlagen, die auf dem Bett lag und den Hörer in der Hand hielt.

»Mörder!«, hab ich geschrien. »Mörderfrau!«, und ich hab sie geschlagen und geschlagen, und Mama hat »Charlotte, Charlotte!« gerufen.

Im Telefonhörer hat jemand immerzu »Monika! So sag doch was!« gebrüllt. »Monika, was ist denn los, um Himmels willen?« Es war Oma Christines Stimme.

»Mörder!«, hab ich nochmal geschrien. Aber dann hab ich gewusst, dass es auch nichts hilft.

Ich bin in mein Zimmer gegangen. Da hab ich mich vor den Käfig gesetzt und auf Papa gewartet.

Papa hat Rudi beerdigt. Er hat mich gefragt, ob ich mitkommen wollte, aber ich hab gesagt, ich will nicht. Er hat es hinten im Garten gemacht

und ein Holzscheit von unserem Kaminholz auf die Stelle gelegt, damit man sie wieder findet. Weil Papa noch ein Kreuz zimmern wollte, das sollte oben aufs Grab.
Als er wieder reingekommen ist, hat Papa sich zu mir auf den Fußboden gesetzt. Dahin, wo früher Rudis Käfig war. Und er hat gesagt, dass es nicht meine Schuld ist oder jedenfalls nicht nur meine Schuld. Und dass ich natürlich traurig sein darf, aber Schuldgefühle soll ich keine haben. Weil es auch Mamas Schuld ist. Ein neunjähriges Kind, noch dazu in meiner Situation, sollte noch gar nicht allein die Verantwortung für ein Tier haben; und seine Schuld ist es auch, weil er ja gewusst hat, dass man sich auf Mama nicht verlassen kann. Da hätte er immer mal nachgucken müssen, ob ich Rudi auch gut versorge.
Ich habe nichts gesagt, aber ich habe genau gewusst, dass es meine Schuld war, dass Rudi gestorben ist, meine ganz allein. Weil er mein Hamster war und weil ich ihm versprochen hatte, mich um ihn zu kümmern. Und er konnte den Arm raufIaufen und Männchen machen, und er hat Bär mit uns gespielt in der Höhle.
Da bin ich ins Bett gegangen.
Zuerst habe ich versucht zu weinen, aber es ist nicht gegangen. Ich habe nur immer gedacht,

gleich muss mir etwas Schreckliches passieren, es muss eine Strafe kommen, aber nichts ist passiert, und das war das Schlimmste.

Da bin ich in mein Zelt gekrochen und habe nach meinem Indianer gerufen. Aber der ist nicht gekommen. Und ich habe wach gelegen und wach und wach, und dann war es zum Glück der nächste Tag.

14

Ich habe Lule nichts davon erzählt. Keinem habe ich davon erzählt, weil man so was nicht erzählen kann, dazu ist es zu schrecklich. Wir hatten ja auch unsere Höhle nicht mehr, und da haben wir keinen Bären gebraucht. Deshalb hat Lule auch nicht nach Rudi gefragt.

Aber ganz kurz danach hat mich die Lehrerin angesprochen, Frau Krottmann, und das war an dem Tag.

»Charlotte?«, hat sie nach der Stunde gesagt. Wir sind gerade alle an ihr vorbei in die Pause gegangen. »Kannst du mal einen Augenblick warten?«

Lule wollte mit warten, ich hab sie aber rausgeschickt.

Frau Krottmann hat ins Klassenbuch geschrieben, und dann hat sie es zugeklappt und sich zu mir umgedreht und gelächelt. Da waren die anderen Kinder längst alle auf dem Hof.

»Ich wollte dich schon länger fragen, Charlotte«,

hat Frau Krottmann gesagt. »Ich wollte dich einfach mal fragen … Weißt du, in der letzten Zeit habe ich das Gefühl, dass du so ganz anders bist als früher. Gar nicht mehr die fröhliche kleine Charlotte! Gibt es da irgendwas, was dich bedrückt? Die letzten beiden Diktate waren auch nicht mehr so gut.«

Ich hab mich vorne am Pult angeklammert und nur immer das Klassenbuch angeguckt. Das Klassenbuch ist grün und es hat so ein weißes Etikett vorne drauf, ziemlich in der Mitte, aber ein bisschen nach oben verschoben. Klasse 3c steht da drauf in Frau Krottmanns ordentlicher Schrift.

»Oder magst du nicht darüber reden, Charlotte?«, hat Frau Krottmann wieder gefragt. »Ich merke doch, dass irgendwas nicht stimmt! Ich möchte dir so gern helfen!«

Einen Augenblick lang habe ich gedacht, ich erzähle es ihr einfach. Frau Krottmann ist so tüchtig, bei ihr wird es nie laut im Unterricht, nicht wie bei der Religionslehrerin. Wenn es bei Frau Krottmann unruhig wird, lässt sie uns aufstehen, und dann singen wir was, oder wir spielen chinesische Schule und machen Gymnastik. Dann ist es gleich wieder leise. Frau Krottmann ist bestimmt die allerbeste Lehrerin.

Ich hab gedacht, wenn sie so tüchtig ist, weiß sie vielleicht ja auch, wie man Mama helfen kann. Aber Papa ist auch tüchtig und weiß so viel, und Papa hat Mama auch nicht helfen können. Und ich hab gedacht, dass es eine fremde Frau auch gar nichts angeht, was bei uns los ist, sie soll mir Rechnen beibringen und Naturkunde und Schreiben, aber in meine Familienangelegenheiten braucht sie sich gar nicht einzumischen.
Da hab ich den Mund zugekniffen und weiter das Klassenbuch angeguckt, und gesagt hab ich gar nichts.
»Charlotte?«, hat Frau Krottmann noch einmal gefragt. Mit so einer ganz weichen Stimme. »Manchmal hilft es einem auch, wenn man über etwas Schweres nur mal mit jemandem reden kann, weißt du. Das geht uns Erwachsenen auch so. Überleg's dir.«
Da hab ich gewusst, jetzt fragt sie nicht weiter, und ich hab schnell genickt und bin rausgerannt. Ich bin aber nicht auf den Schulhof, weil da jetzt alle waren, und ich wollte keinen sehen. Ich bin aufs Mädchenklo am Ende vom Gang, wo es immer so stinkt, dass Lule und ich da nie hingehen, wenn wir wirklich mal müssen. Da verkneifen wir es lieber.
Aber jetzt war es ganz gut, ich bin in ein Ka-

bäuschen gegangen und hab mich gegen die Tür gelehnt. Aufs Klo draufsetzen mochte ich mich nicht.

Und ich hab gedacht, dass ich mich noch mehr zusammennehmen muss, damit nicht alle Leute anfangen zu fragen, erst Lules Mutter und dann Frau Krottmann. Dass es nicht reicht, wenn ich mir mittags ein Brot schmiere, damit ich bei Lule nicht alles wegesse. Bestimmt hat Frau Krottmann nämlich gemerkt, dass ich schon die ganze Woche dieselbe Hose anhatte und denselben Pullover. Aber was sollte ich machen, es war sonst nichts mehr im Schrank, und wie man die Waschmaschine bedient, weiß ich nicht. Und Papa vielleicht auch nicht.

Nachher in der Zeichenstunde hat Lule mich immer angetickt und wollte wissen, was Frau Krottmann gesagt hatte. Ich hab aber nicht geantwortet und einfach mein Schneebild fertiggemalt, ganz hohe Berge mit Tannen und Eichhörnchen und Rehen, und alles weiß.

»Kommen da keine Menschen drauf?«, hat Frau Krottmann mich gefragt.

Ich hab den Kopf geschüttelt. Die anderen haben alle Schneemänner gemalt und Schlitten und Schneeballschlacht. Das finde ich doof.

15

Als ich nach Hause gekommen bin, hat zuerst keiner aufgemacht.

Ich hab geklingelt und geklingelt, aber es hat sich nichts gerührt, und dann bin ich ums Haus rumgegangen und hab gegen die Terrassentür getrommelt. Es ist aber immer noch nichts passiert.

Da bin ich langsam böse geworden, weil man das von Mama schon erwarten kann, finde ich. Dass sie wenigstens zu Hause ist und einem die Tür aufmacht, wenn man aus der Schule kommt. Wenigstens das könnte man erwarten, wo sie schon sonst nichts tut und man sich schämen muss in der letzten Zeit.

Ja, und dann hab ich es eben erfahren. Und da hab ich gewusst, dass alles immer noch schrecklicher sein kann, als man denkt, und dass die Religionslehrerin gar nichts versteht, aber auch gar nichts.

Teil 2

16

Mama hat nicht mehr leben wollen. Sie sagen, Mama hat nicht mehr leben wollen.
Es hat aber nicht geklappt, und jetzt liegt sie im Krankenhaus in einem Zimmer, das heißt Intensivstation, und da hängen viele Schläuche, durch die kriegt Mama Medizin. Direkt in die Adern. Weil sie ja nicht schlucken kann. Weil sie ja bewusstlos ist.
Papa ist bei ihr, und heute Abend soll mich Frau König ins Bett bringen. Ich würde viel lieber bei Lule sein, aber ich mag nicht fragen.

17

Frau König hat mir einen Saft hingestellt. »Trink, Kind!«, sagt sie. »Selbst eingekocht! Der bringt uns gut über den Winter!« Und sie tätschelt mir den Hinterkopf. Der Saft ist schrecklich süß und klebt die Lippen zusammen. Ich mag am liebsten Selters oder vielleicht Apfelsaft.
Frau König hat keine Kinder. In ihrer Küche ist ein Klapptischchen, das reicht zum Essen für sie und ihren Mann, sagt Frau König. Da hat sie mich jetzt hingesetzt mit meinem Saft.
»Kartoffeln kochen«, sagt sie und lächelt mich an. Sie holt einen Topf aus dem Schrank, tut Wasser hinein, tut die Kartoffeln hinein. Ihre Bewegungen sind flatterig und aufgeregt, fast wie bei Mama. Ich glaube, sie weiß nicht so richtig, was sie mit mir anfangen soll. »Wenn Herr König von der Arbeit kommt, will er sein Essen.«
Ich finde es komisch, wenn sie von ihrem eigenen Mann »Herr König« sagt. Aber das sage ich natürlich nicht. Ich sitze einfach da.

»Wir können auch ein Spiel spielen«, sagt Frau König und wischt sich die Hände an der Schürze ab. »Mensch ärgere dich nicht. Magst du?«
»Was hat sie gemacht?«, frage ich.
Frau König guckt mich an. Ihre Augen sind flackerig. Sie wischt sich wieder die Hände ab, dann geht sie zum Herd. »Wer?«, fragt sie.
»Mama!«, sage ich laut. Vielleicht brülle ich auch. Ich will hier nicht mehr sitzen. Ich will nicht Frau Königs klebrigen Saft trinken und ihren Dampftopf zischen hören, ich will nicht »Mensch ärgere dich nicht« spielen. Es ist falsch. Es fühlt sich falsch an! Alles fühlt sich falsch an.
»Deine Mama ...«, sagt Frau König. Sie seufzt ein bisschen, bevor sie sich wieder zu mir setzt. »Ach Gott, das sollte aber nicht ich dir erklären müssen! Deine Mama, die hat ... Sie ist sehr, sehr krank ... Da hat sie eben ...«
Frau König hebt hilflos die Hände und guckt mich an.
»Nein!«, will ich schreien. »Du lügst, du lügst!« Aber ich tu es nicht. Nicht in Frau Königs aufgeräumter Küche. Frau König würde so einen Schrecken kriegen. Sie könnte mich auch gar nicht trösten. Es wäre auch nicht höflich.
»Wann kommt Papa?«, frage ich. Papa soll mit

mir reden. Papa soll mich nach Hause bringen und mir sagen, dass alles in Ordnung ist.

Aber jetzt will Frau König plötzlich erzählen.

»Sie hat Tabletten genommen, siehst du«, sagt sie. »Die Folie lag ja noch da. Und alle bis zur allerletzten rausgedrückt! Wenn mir nicht zufällig eingefallen wäre, dass sie noch mein neues Rezept für Broccoli-Auflauf hatte …« Sie starrt mich an.

Aber es ist nicht wahr. Vielleicht war die Packung sowieso schon leer, und Mama hat nur noch die letzte Tablette genommen. Eine einzige! Und dann hat sie sich schlafen gelegt. Aber Frau König musste gleich den Krankenwagen rufen!

Oder vielleicht hat Mama wirklich zu viele genommen. Aus Versehen. Sie war doch so tütelig in der letzten Zeit. Aber Frau König denkt jetzt gleich, dass sie tot sein wollte. Kein Mensch will tot sein. Doch nicht Mama. Ich muss Hausaufgaben machen.

»Ich muss Hausaufgaben machen«, sage ich zu Frau König.

Frau König schiebt den Küchenhocker mit dem Po zurück und steht auf. Sie sieht aus, als ob sie erleichtert ist. Sie geht zur Küchentür und winkt mir mit dem Zeigefinger zu wie die Butterhexe, dass ich mitkommen soll.

»Da darfst du sogar an Herrn Königs schönen Schreibtisch!«, sagt sie. Als ob das eine Belohnung für irgendwas ist. »Aber keine Flecken machen, hörst du?«
Ich schüttele den Kopf und setze mich hin. Herrn Königs Schreibtisch hat eine Holzkante und innen drin eine Schreibplatte aus dunkelgrünem Leder. Die ist am Rand drum rum mit goldenen Zeichen verziert. Wie der Schreibtisch von einem echten König.
»Ich gehe wieder an die Arbeit«, sagt Frau König und tippt mir nochmal ganz vorsichtig gegen den Kopf. Als ob sie mich streicheln möchte und sich nicht traut. »Wenn du was brauchst, kannst du mich rufen.« Dann geht sie raus.
Und ich sitze ganz allein in Herrn Königs vornehmem Arbeitszimmer am Schreibtisch mit Lederplatte. Frau König hat gar nicht gemerkt, dass mein Ranzen noch im Flur steht.

Mama wollte nicht tot sein. Andere Menschen vielleicht, aber bestimmt nicht Mama. Mama wollte ja nicht mal ohne uns verreisen! Weil sie die Familie nicht allein lassen wollte. Wie dumm Frau König ist. Natürlich wollte Mama nicht tot sein.
Wenn es Januar ist, wird es immer ganz früh

dunkel. Draußen geht auch so ein Wind. Wenn man von Herrn Königs Schreibtisch hochguckt, sieht man vor dem Fenster die kahlen Fliedersträucher, wie sie sich schütteln. Der Wind heult auch so.
Aber wenn sie nun doch zu viele Tabletten genommen hat? Aus Versehen. Weil sie so tütelig war. Und nun liegt sie im Krankenhaus, alles voller Schläuche, und Geräte zischen wie manchmal im Fernsehen und malen elektronische Kurven in Leuchtschrift.
Sie können Menschen da wieder gesund machen. Es ist ja erstaunlich, was die moderne Medizin heute alles schon kann, hat Oma Christine Weihnachten zu Oma Mia gesagt. Die Omis unterhalten sich immer über so was. Weil ihnen so oft irgendwas wehtut. Das ist das Alter.
Papa sagt, wenn sie nicht so viel darüber reden würden, täte ihnen auch nicht so häufig irgendwas weh. Ich weiß nicht. Alt ist alt.
Mama ist nicht alt. Mama ist vielleicht nicht mehr direkt jung, sie ist ja eine Mutter, aber für eine Mutter ist sie jung. Mama hat nie über Ärzte geredet.
»Alles in Ordnung?«, fragt Frau König und steckt den Kopf durch die Tür. Ich nicke.
»Aber Kind!«, sagt Frau König. »Das ist doch viel

zu dunkel zum Arbeiten! Du siehst ja gar nichts mehr!« Sie schaltet die Deckenlampe an.
Dass ich gar nichts auf dem Schreibtisch liegen habe, hat sie wieder nicht gemerkt.
Schlimme Sachen darf man nicht denken. Vielleicht kann man mit Gedanken hexen, keiner weiß es genau. Manchmal geht in Erfüllung, was man sich wünscht, wenn man es nur fest genug will. Schlimmes vielleicht auch. Man weiß es nicht.
Man darf nicht denken, dass Mama vielleicht stirbt. Die moderne Medizin kann so erstaunlich viel. Die Ärzte haben weiße Kittel an, manchmal grüne. Sie haben Masken vor dem Gesicht, im Fernsehen, ich weiß nicht, warum. Ich würde mich graulen, wenn ich aufwachen würde im Krankenhaus, und da wäre einer mit Maske. Bei Kinder-Patienten dürfen sie das nicht machen.
Ich denke, dass Mama wieder gesund wird. Ich schicke ihr einen Gedankenstrahl. Werde gesund, werde gesund. Vielleicht kommt er an. Medizin ist nicht alles, sagen die Omis. Ob einer gesund wird oder nicht, da spielen noch ganz andere Sachen mit. Das kannst du glauben.
Wenn einer beerdigt wird, dürfen Kinder manchmal nicht mit. Tinas Opa ist gestorben, Tina durfte selbst sagen, ob sie mitgehen wollte. Sie

wollte aber nicht. Sie hat gesagt, sie hat Angst, wenn sie den Sarg runterlassen. Es ist ihr gruselig. Vielleicht muss sie auch weinen. Meine Opis sind ja sowieso schon tot.
Zu Kindern, bei denen einer gestorben ist, sind alle immer nett. Zu Tina waren zuerst auch alle nett, ihr Opa hatte ja bei ihnen gewohnt. Aber Tina hat es ausgenutzt. Sie hat von allen Süßigkeiten abgekriegt, aber sie war trotzdem blöd wie immer. Sie hat auch gar nicht verzweifelt ausgesehen oder so. Da ist es uns schnell über geworden. Wir haben ihr dann nichts mehr abgegeben. Besonders nett waren wir auch nicht mehr.
Ja.
Vielleicht kommt Papa gleich. Ich kann ein Spiel machen. Wenn ich bis zwanzig zähle und so lange die Luft anhalten kann, wird Mama wieder gesund. Lieber nur bis zehn zählen. Oder ganz schnell bis zwanzig.
Aber das ist vielleicht geschummelt. Da fühlt Gott sich reingelegt, und dann funktioniert es nicht. Es gibt ihn aber ja sowieso nicht. Ich zähle einfach überhaupt nicht, dann bin ich auch nicht schuld.
Und wenn ich was anbiete. Man nennt es Opfer. Vielleicht das neue Walkie-Talkie. Oder den Kassettenrecorder. Es muss was sein, was einem

nicht leicht fällt. Sonst ist es auch wieder geschummelt. Vielleicht die Minka-Maus. Die sieht aber schon so alt aus. Aber die möchte ich wirklich nicht weggeben. Die *ist* ein Opfer. Vielleicht die Minka-Maus *und* das Walkie-Talkie *und* den Kassettenrecorder. Da geh ich auf Nummer Sicher.

Gott, das spende ich für die armen Kinder in Afrika. Die gar nichts haben. Die Minka-Maus und das Walkie-Talkie und den Kassettenrecorder. Wenn du Mama wieder gesund machst. Ich glaube dann auch, dass es dich gibt. Amen. Mehr kann ich nicht tun.

Und wenn das jetzt Erpressung war? Erpressen lässt sich keiner gerne. Papa zum Beispiel nicht. Gott bestimmt auch nicht. Man muss es anders machen, so: Gott, ich spende die Sachen sowieso für die Kinder in Afrika. Sowieso. Ehrenwort. Amen. Es wäre aber auch nett, wenn du Mama gesund machen könntest. Amen.

So war es richtig. Bestimmt. Mehr kann ich nicht tun.

»Charlotte!«, ruft Frau König. Diesmal hat sie die Tür nicht leise aufgemacht. Diesmal hat sie sie aufgerissen.

»Dein Vater hat angerufen! Er kommt gleich

nach Hause. Deine Mutter schläft jetzt. Sie ist außer Gefahr.«

»Ja?«, sage ich. Frau König muss denken, dass ich dumm bin. Weil ich nicht aufspringe und rumhopse vor Freude. Dass ich undankbar bin. Also muss ich die Minka-Maus und die Sachen in ein Paket packen. Ich weiß gar nicht, wo man das hinschickt. Vielleicht weiß Papa Bescheid. Ein Versprechen darf man nicht brechen. Bestimmt sind die armen Kinder froh.

18

Papa hat mich abgeholt. Zuerst hat er sich bei Frau König bedankt.
»Haben Sie ganz herzlichen Dank, dass Sie die Kleine solange genommen haben«, hat er gesagt. »Ich hätte sonst gar nicht gewusst, wohin mit ihr heute Nachmittag.«
Ich hätte es schon gewusst. Zu Lule. Aber mich hat keiner gefragt.
»Ach, *dafür* müssen Sie sich doch nicht bedanken«, hat Frau König gesagt. »Dafür« hat sie so betont, das habe ich schon verstanden. Es sollte bedeuten, dass er sich lieber bedanken sollte, weil sie Mama gefunden hatte. Und die leere Tabletten-Packung.
Papa hat ganz leicht den Kopf geschüttelt und zu mir hingedeutet. »Jetzt nicht«, hat er gesagt. Bestimmt ruft er sie heute Abend noch an, wenn ich im Bett bin. Dann bedankt er sich bei ihr, dass sie Mama gerettet hat. Jede Wette.
»Wie gut, dass jetzt alles schon wieder besser

aussieht«, hat Frau König gesagt und uns die Tür aufgehalten.
»Ja, Gott sei Dank«, hat Papa gesagt und ihr zum Abschied die Hand geschüttelt. Das musste ich dann auch. Bedankt habe ich mich aber nicht.
Jetzt sitzt Papa im Wohnzimmer und telefoniert mit vielen Leuten. Zuerst wollte er, dass Oma Christine herkommt und sich um mich kümmert, während Mama im Krankenhaus ist. Weil Oma Christine doch Mamas Mutter ist.
Oma Christine ist aber grade auf Gran Canaria, überwintern, und Papa kann die Adresse nicht rauskriegen. Jetzt versucht er es bei Oma Mia.
Ich sitze gleich um die Ecke im Esszimmer auf dem Boden und lausche. Man soll nicht lauschen, ist mir doch ganz egal. Auf mich braucht keiner aufzupassen, das hat vorher ja auch keiner getan. Ich könnte zu Lule gehen. Aber das will Papa nicht. Fremde Leute belästigen kommt nicht in Frage.
»Mutter?«, sagt Papa. »Ach, Gott sei Dank, dass ich dich erreiche. Hör zu, ich brauche dich dringend«, und dann erzählt er ihr die ganze Geschichte, bestimmt, aber plötzlich spricht er viel leiser, dass ich nichts hören kann. Das ist gemein. Dass ich nicht alles wissen darf, ist gemein, und Oma Mia darf. Wo ich doch Mamas

Tochter bin, und Oma Mia ist nicht mal mit ihr verwandt. Nur angeheiratet.
»Am besten morgen«, sagt Papa. »Am besten sofort. Du glaubst gar nicht, wie dankbar ich bin.«
Aber ich bin nicht dankbar. Ich will plötzlich Oma Mia nicht hier haben. Nicht Oma Mia und nicht Oma Christine und nicht Frau König. Nur Papa und mich, uns zwei ganz allein.
Ich hab versucht, noch was rauszukriegen aus Papa, aber er hatte zu viel zu tun. Er hat immerzu telefoniert, und dann hat er Papiere rausgesucht wegen der Krankenkasse. Sogar Frau Krottmann hat er angerufen. Ich konnte wieder nicht alles verstehen, aber »falls das Kind verstört ist«, hat er bestimmt gesagt. Ich bin aber nicht verstört. Was ist verstört. Ich kann es mir aber denken.
»Nein, nein, bloß nicht zu Hause bleiben«, hat Papa gesagt. Hat er mich gefragt? Ich bleib gerne mal zu Hause. Aber so was entscheidet Papa allein.
»Auf andere Gedanken kommen«, sagt Papa. Dann sagt er noch was, und dann verabschiedet er sich.
Ich will nicht auf andere Gedanken kommen. Ich will jetzt wissen, was los war, sofort. Schließlich ist es meine Mutter. Sofort.

»Papa?«, sage ich. Papa steht schon wieder beim Telefon und blättert im Nummernverzeichnis. »Du, Papa?«

Was ist denn, mein Schatz?«, fragt Papa. Er blättert weiter. »Ah, da!«, und er legt den Finger auf eine Nummer.

Was ist denn, mein Schatz. Wie kann Papa denn so was fragen? Als wenn wir nicht erst mal reden müssten. Weil ja nämlich doch was los ist! Und darüber muss er mit mir sprechen, mit *mir* und nicht mit fremden Leuten.

»Gleich, Schatz«, sagt Papa und wählt schon wieder. Er sieht aus, als ob er ganz ruhig wäre. Nur dass er sich schon zwei Schnäpse eingekippt hat, das hab ich gesehen.

Ich gehe nach oben in mein Zimmer. Am besten, ich packe gleich mein Paket für Afrika. Versprochen ist versprochen.

19

Nachher ist Papa nochmal raufgekommen. Er hat sich auf meine Bettkante gesetzt und das Paket angeguckt, Besonders gut gepackt war es nicht.
»Was ist denn das?«, hat Papa gefragt. Ich hab es ihm erklärt.
»Und wie krieg ich das jetzt nach Afrika?«, hab ich gefragt. »Zu den armen Kindern?«
Papa hat mich auf seinen Schoß gezogen. »Das packst du am besten wieder aus«, hat er gesagt. »Die können damit ja gar nichts anfangen, Charlotte. Die Minka ist schon ganz kahl geliebt, und für den Kassettenrecorder haben sie keine Kassetten. Da schickt man besser Geld, weißt du«, und er wollte schon anfangen auszupacken.
Da hab ich gemerkt, dass Papa gar nicht weiß, was ein Opfer ist, und ich hab ihn gelassen. Ich kann die Sachen ja morgen wieder einpacken, und wo ich sie hinschicken muss, kriege ich auch noch raus.

»Nun musst du aber auch schlafen, mein Kleines«, hat Papa gesagt. »Für dich war das heute ja auch ein anstrengender Tag.«
Ich hab gedacht, dass er jetzt noch was sagt, aber er wollte schon das Licht ausschalten, und da hab ich versucht, mich zu trauen.
»Papa?«, hab ich gefragt. »Frau König hat gesagt …«
Papa hat im Zimmer rumgeguckt. Als ob er nach irgendwas suchen wollte. Es ist aber nichts da gewesen, darum hat er dann wieder zu mir hingesehen.
»Mach dir darüber mal nicht zu viele Gedanken«, hat er gesagt. »Frau König – ich erklär's dir später. Wir reden morgen, ja? Jetzt musst du erst mal schlafen«, und er hat mich nochmal fest in den Arm genommen.
Da hab ich gewusst, dass Papa nicht drüber reden wollte. Und ich hab mir die Decke ans Kinn gezogen und überlegt, ob ich in mein Zelt kriechen sollte. Ich hab aber schon gewusst, dass ich sowieso nicht einschlafen kann.

Wenn man die Tür offen lässt, fällt in mein Zimmer so ein kleiner Lichtstrahl, der sieht freundlich aus. Ich liege auf dem Rücken. Auf dem Rücken kann ich nicht einschlafen, das weiß ich ja.

Nur auf dem Bauch. Aber auf dem Bauch kann ich nicht an die Decke gucken, und das muss ich, wenn ich nachdenken will. Im Bett.
Wenn man tot ist, ist man tot. Mama ist nicht tot.
Wenn man tot ist, ist alles zu Ende. Sie tun einen in einen Kasten, der heißt Sarg. Innen ist er gepolstert mit weißer Seide, sagt Mama: Dass die Toten es schön haben. Gemütlich.
Aber es kann doch nicht schön sein, wenn sie den Deckel zuklappen. Sie klappen den Deckel zu und lassen den Sarg in ein Loch und kippen Erde drauf. Tina wollte das bei ihrem Opa nicht sehen. Ich würde das auch nicht sehen wollen. Man darf Menschen nicht einfach in die Erde tun.
Manche lassen sich auch verbrennen. Dann ist von ihnen nichts mehr übrig als eine Dose voll Asche. Das ist eine saubere Lösung, sagt Mama. Ich hätte Angst davor, dass es wehtut. Weiß doch keiner, ob es nicht wehtut! Ich lass mich mal nicht verbrennen, das steht fest.
Was hinterher wird, weiß keiner. Ich hab mich mal sehr dafür interessiert, als ich klein war. Ich fand die Grabsteine so schön. So blanke Steine! Die kriegt man aber erst, wenn man tot ist, dann nützt es einem nicht viel.

Aber genau kann man es nicht wissen. Wie es ist, wenn man tot ist, kann keiner sagen. Man kommt in den Himmel, hat Mama gesagt. Aber ich hab gleich gemerkt, dass sie da nicht dran glaubt. Obwohl ich noch klein war.
Das würde ja auch nicht gehen. Wo da oben alles voller Satelliten ist und voller Sterne und ein bisschen tiefer immer die Flugzeuge. Dass das nicht stimmt, ist schon klar.
Papa hat gesagt, er weiß auch nicht, was wird. Auf alle Fälle lebt man in den Herzen der Lebenden weiter. Das klingt schön, aber ich weiß nicht, ob mir das reichen würde. Ich möchte richtig leben, nicht nur im Herzen.
Unsere Religionslehrerin hab ich dann noch gefragt, aber sie wusste auch nicht Bescheid. Gott holt die Toten zu sich, hat sie gesagt. Wohin, wusste sie auch nicht. Aber sie sagt, dass ihr das ein Trost ist. Sie hat dann eine lange Geschichte erzählt von ihrer alten Mutter, wie die gestorben ist und wie ihr das mit Gott ein Trost war.
Ich weiß nicht. Ich finde es wichtiger, ob es für die alte Mutter auch ein Trost war. Meine Mutter lebt ja noch.
Es ist schon klar, dass keiner Bescheid weiß. Kann ja auch gar nicht. Von uns war ja noch keiner tot.

Aber sie reden auch so wenig drüber. Sie denken gar nicht daran. Das hab ich damals schon komisch gefunden, als ich mich so dafür interessiert hab. Weil die Erwachsenen doch sonst über alles Bescheid wissen, über Umwelt und Radioaktivität und dass man Gemüse essen soll und keine Süßigkeiten. Und wenn sie selbst was nicht wissen, dann kennen sie wenigstens einen, der sich auskennt. Oder es gibt ein Buch darüber. Und was sie noch nicht wissen, das erforschen sie, tausend und tausend Wissenschaftler in weißen Kitteln untersuchen es jahrelang, bis sie die Antwort finden. Mit den Raketen haben sie das so gemacht. Als Papa klein war, gab's noch keine Raketen, dann haben sie geforscht, wie man die bauen muss, dass sie fliegen und alles, und jetzt starten sie jede Woche eine. So geht das mit der Forschung.
Aber darüber, wie es ist, wenn man tot ist, denkt keiner nach. Jedenfalls kenne ich keinen. Das hab ich schon damals komisch gefunden. Weil man doch sterben *muss*. Da kommt man nicht drum rum. Alle Menschen.
Ich hab aber dann auch bald aufgehört, darüber nachzudenken. Wenn man noch nicht so groß ist und keinen hat, mit dem man drüber reden kann, hat das ja nicht so viel Sinn. Nachher

kriegt man doch nur was Falsches raus. Ich hab mir gedacht, dass ich ja noch Zeit hab. Außer, ich lauf unter ein Auto, aber da pass ich schon auf.

Vielleicht hat Mama doch mehr gewusst. Wenn sie doch tot sein wollte. Dann muss sie doch gedacht haben, dass es schön ist. Sonst will man doch nicht tot sein. Vielleicht hat sie das mit dem Himmel wirklich geglaubt. Kann man nicht wissen. Sie ist aber nicht tot.

Wenn ich meinen Indianer rufe, kommt er bestimmt nicht, das weiß ich jetzt schon. Aber so furchtbar lang ist die Nacht vielleicht auch nicht. Vielleicht les ich einfach ein Buch.

20

In der Schule ist es komisch gewesen. Weil manche es wussten und manche nicht. Und manche wussten was Falsches.
Der dicke Dirk, der sich immer mit allen prügelt, weil er zwei große Brüder hat, die ihm helfen, hat morgens schon gleich durch den Bus gebrüllt.
»Was war denn bei euch los, gestern, eh?«, hat er geschrien. Alle haben sich umgedreht und zu mir hingeguckt. »Was wollte denn der Krankenwagen da? Meine Mutter sagt, da war ein Krankenwagen bei euch, sag mal!«
Ich hab gemerkt, wie ich rot geworden bin. In meinem Bauch war so ein Ziehen, und ich hab gewusst, wenn ich rede, zittert meine Stimme bestimmt. Da hab ich es gelassen.
»Lass sie in Frieden, Arschloch!«, hat Lule ihn angebrüllt. Der Fahrer hat sich umgedreht und gesagt, dass er solche Wörter in seinem Bus nicht hören will.

Lule hat neben mir gesessen und auf der ganzen Fahrt meine Hand gedrückt. Da hab ich gewusst, dass sie Bescheid weiß. Aber woher bloß? Frau König muss es allen erzählt haben, bevor ich bei ihr war und hinterher auch. Und alle haben es dann weitererzählt, der ganze Ort. Der ganze Ort weiß jetzt, was mit Mama war, und das ist Papa bestimmt nicht recht. Aber was soll man machen.

Der dicke Dirk wusste nicht Bescheid. Sie haben es ihm aber erzählt, das hab ich gesehen. Franziska ist zu ihm nach hinten gehuscht und hat mit ihm geflüstert, und dann hat Dirk sich zu mir umgedreht und mich angestarrt.

»Echt?«, hat er zu Franziska gesagt. »Echt wahr?« Aber mich hat er weiter angeglotzt dabei.

Da wollte ich aussteigen, aber das geht bei einem Schulbus nicht. Und Lule hat meine Hand auch so fest gehalten, dass ich nicht mal aufstehen konnte.

»Solche blöden Arschlöcher«, hat Lule gesagt, und sie hat furchtbar böse ausgesehen dabei. Obwohl es sie doch gar nichts angeht. »Immer ihre Nase in fremde Angelegenheiten stecken«, und da hab ich gewusst, dass Lule mich jetzt beschützt, und das war gut.

In der Schule haben sie geflüstert. Ich hab an

meinem Tisch gesessen, ganz allein. Um mich rum war viel Platz. Sie haben in den anderen Ecken gestanden und geredet.

Einmal hab ich weinen müssen, in der Rechenstunde. Es ist aber ganz leise gewesen, ich glaub, es hat fast niemand bemerkt. Es war beim Türme-Rechnen, da hatte ich den Kopf über dem Heft. Die Tränen sind auf meine Zahlen gefallen und haben sie verwischt. Da musste ich noch mehr weinen. Weil ich sonst für Heftführung immer ein »Sehr gut« kriege, und das war jetzt auch verloren. Da sind mir noch mehr Zahlen verwischt.

Lule hat mir ein Taschentuch gegeben, ganz unauffällig. Mit einer Hand hat sie immer ganz vorsichtig meinen Rücken gestreichelt, unter der Lehne, wo es keiner sehen konnte. Sie hat mit ihrer Hand immerzu meinen Rücken runter und rauf gewischt. Da hab ich aufhören können mit Weinen.

Frau Krottmann hat nichts gemerkt, glaube ich. Sie ist rumgegangen in der Klasse und hat auf die Hefte geguckt und den Kindern, die es noch nicht verstanden hatten, die Aufgaben erklärt. Zu meinen verwischten Zahlen hat sie nichts gesagt, nur: »Prima, Charlotte, alles richtig.« Ich hatte aber erst drei Aufgaben.

Beim Vorlesen hinterher hat sie mich die ganze Zeit vom Pult aus angestarrt. Vielleicht wollte sie sehen, ob ich verstört war. Ich war aber nicht verstört.
Mit mir geredet hat sie zum Glück nicht, ich weiß ja auch nicht, was ich sagen darf. Das muss Papa mir doch erst mal erklären. Ich weiß ja nicht, was er ihr gestern erzählt hat.
Dann war die Schule aus, Gott sei Dank. Nur drei Stunden. Im Schulbus hat sich Dirk mit Janni gestritten, der hatte mich schon vergessen. Die anderen haben auch alle geredet, über Zensuren und wer wen liebt und was sie am Nachmittag machen wollten. Da hab ich gedacht, morgen flüstern sie in der Klasse vielleicht auch schon nicht mehr. Irgendwann wird es ihnen mal langweilig. Das Ziehen in meinem Bauch ist schon weniger geworden.
Als wir ausgestiegen sind, hat Lule gefragt, ob ich am Nachmittag zu ihr komme. Ich hab gesagt, das weiß ich noch nicht, und das fand Lule auch in Ordnung. Sie ist meine allerbeste Freundin. Wenn sie Geburtstag hat, schenk ich ihr das größte Geschenk.

21

Bei uns zu Hause ist jetzt Oma Mia. Sie hat schon alles aufgeräumt und staubgesaugt, und jetzt rennt sie mit dem Wischeimer rum.
»Hohe Zeit«, murmelt sie zwischendurch immer. »Das wurde aber auch hohe Zeit, dass hier mal wieder jemand ...«
Ich sitze in meinem Zimmer. Wir haben zusammen Mittag gegessen, Oma Mia und ich. Kotelett und Kartoffeln und Erbsen und Béchamelsoße. Ich mag Béchamelsoße so gerne. Aber heute nicht. Auch das Kotelett mochte ich nicht.
»Und wie war's in der Schule?«, hat Oma Mia gefragt. »Alles in Ordnung?«
Ich hab die Achseln gezuckt. Ich hab gedacht, dass das jetzt vielleicht nicht das Wichtigste ist. Mir ist auch nichts dazu eingefallen.
»Genau wie dein Vater!«, hat Oma Mia gesagt und ein bisschen gelacht. »Der hat auch nie von der Schule erzählen wollen, als er ein kleiner Junge war. ›Erzähl doch mal‹, hab ich ihn ge-

drängt. Aber er wollte nicht. Hat immer nur so dagesessen. Wie du heute. ›Nix war los!‹, hat er gesagt. ›Nix war los.‹«
Da hab ich mit ihr auch nicht mehr reden mögen. Ich hab gedacht, vielleicht findet sie das mit Mama gar nicht so wichtig. Vielleicht denkt sie die ganze Zeit nur daran, wie sie das Haus schnell wieder sauber und in Ordnung kriegt. Oder sie findet, dass ich zu klein bin zum Reden. Das finden Erwachsene ja oft.
Ich bin dann gleich in mein Zimmer gegangen.
»Das schöne Fleisch!«, hat Oma Mia gerufen. Ich hab aber nicht mal gesagt, dass ich es dann ja heute Abend essen kann. Es war mir ganz egal.
Diesmal singt Oma Mia nicht beim Saubermachen. Nicht wie vor Weihnachten. Aber wenn sie mit mir redet, ist sie trotzdem so fröhlich. Ich glaube, ich möchte doch zu Lule gehen.

Und dann ist Frau König gekommen. Ich wollte mir im Flur grade meine Stiefel und die dicke Jacke anziehen, da hat es geklingelt. Oma war an der Tür wie der Blitz.
Sie sind zusammen in der Küche verschwunden, ich hab mich gewundert, was Frau König wollte. Ich bin dann doch noch nicht gleich los-

gegangen. Ich hab auf dem Flur gelungert und gehorcht.
Es war aber nicht viel zu hören. Nur dass Oma Mia »mein Sohn« gesagt hat und »immer schon«, und Frau König »schon lange zu erwarten« und »in der letzten Zeit«. Aber sonst haben sie leise geredet. Wegen mir.
Ich hab trotzdem gewusst, dass sie über Mama gesprochen haben, und ich hab sie gehasst, so doll ich nur konnte. Es war mir auch ganz egal, ob schlechte Wünsche in Erfüllung gehen, sie haben ja selber Schuld.
Ich hab keine große Lust mehr gehabt, zu Lule zu gehen. Ich hab mir vorgestellt, wie Frau König mit Lules Mutter gesprochen hat, gestern. Vielleicht hat sie auch »immer schon« und »war zu erwarten« gesagt. Da wollte ich zu Lule lieber auch nicht mehr hin.
Zu Hause hab ich aber auch keine Ruhe gehabt. Als Frau König gegangen war, ist Oma Mia rauf in mein Zimmer gekommen. Ich hab so getan, als ob ich Heimatkunde lerne, es hat mir aber nichts genützt.
»Sag mal, Charlotte«, hat Oma Mia gesagt. »Was ich dich schon die ganze Zeit fragen wollte: Wo ist eigentlich der Hamster geblieben? Das ist mir beim Saubermachen gleich aufgefallen.«

»Rudi Ratlos?«, hab ich gefragt. Obwohl das ja klar war. Ich wusste nur nicht, was ich erzählen sollte. Ich hab gedacht, dass ich schreien muss, wenn Oma Mia jetzt mit mir schimpft wegen Rudi, und dass ich noch mehr schreien muss, wenn sie sagt, es war Mamas Schuld.

»Den hat Lule ausgeliehen«, hab ich gesagt. »Bis Ostern. Die darf kein eigenes Tier.«

»Ach so«, hat Oma Mia gesagt. Ich hab gedacht, dass sie richtig enttäuscht aussieht. »Na, dann ist es ja gut.«

Wie dumm Oma Mia ist, dass sie die Geschichte geglaubt hat! Das hätte sie doch wissen müssen, dass ich Rudi nie, nie und niemals ausgeliehen hätte. Nicht mal an Lule.

Und jetzt ist er tot. Richtig tot, nicht wie Mama. Dabei wollte Rudi bestimmt gerne leben.

Und da hab ich plötzlich begriffen, wie es mit Mama war. Wegen Rudi ist es mir eingefallen, weil der doch leben wollte. Aber Mama nicht. Das hab ich plötzlich verstanden. Mama wollte nicht tot sein, das ist ja Quatsch, das hab ich ja gleich gewusst. Kein Mensch will tot sein, wo man doch nicht weiß, was dann kommt. Und Mama weiß es auch nicht. Aber leben wollte sie eben auch nicht mehr, und das ist es gewesen. Der große graue Berg.

Und jetzt sitze ich auf meinem Bett und grüble und grüble, und keinen kann ich fragen. Früher hab ich immer die Minka-Maus genommen und danach dann Rudi. Aber die Minka ist ja eingepackt, und Rudi ist auch nicht mehr da.
Was hat Mama denn so schlimm gefunden am Lebendigsein? Zu mir hat sie immer gesagt, ich kann dem Himmel danken, dass ich es so gut habe. Wir sind eine glückliche Familie, und wir haben ein schönes Haus und jeden Sommer fahren wir in Urlaub.
Aber plötzlich hat das Mama nicht mehr gereicht, ich weiß auch nicht, warum. Papa ist bestimmt nicht schuld. Wir haben einen der besten Männer der Welt, darauf kannst du wetten, hat Mama immer gesagt. An Papa kann es also nicht liegen. Bleibe ja nur noch ich. Aber ich bin bestimmt nicht schuld. An mir liegt es auch nicht.
Manchmal ist Mama richtig wütend auf mich gewesen. Wenn ich freche Antworten gegeben habe, zum Beispiel. Oder wenn ich getrödelt hab oder beim Essen gematscht. Richtig rumgeschrien hat sie dann, »verdammt nochmal«, und dass es mit mir auch immer dasselbe ist. Ich hab nur nicht gewusst, dass sie deswegen gleich nicht mehr leben will.
Oder es ist wegen den letzten Diktaten. Weil die

plötzlich alle so schlecht waren. »Richtig schämen muss man sich ja!«, hat Mama gebrüllt.
Ich weiß nicht. So wichtig können Diktate doch nicht sein.
Und Klavier geübt hab ich nachher auch ziemlich viel. Fast immer. Ich bin doch eigentlich nicht so eine schreckliche Tochter, bestimmt nicht. Aber irgendwas hab ich falsch gemacht. Sonst hätte Mama das doch nicht getan.
Das Paket hab ich auch noch nicht abgeschickt. Ich frag morgen Frau Krottmann, wo es hin muss. Weil ich es unbedingt losschicken muss, unbedingt. Sonst glaubt Gott noch, ich will ihn beschummeln und die Sachen behalten. Und wer weiß, was dann mit Mama wird. Wenn man eine Verantwortung hat, muss man schon vorsichtig sein.

22

Dann haben sie in der Schule gesagt, dass Mama verrückt ist.
»Die ist bei den Irren!«, hat der dicke Dirk gebrüllt. »In der Irrenanstalt!«
»Gar nicht wahr!«, hab ich geschrien. Ich hab zu Lule hingeguckt, weil sie mich jetzt doch immer beschützt, aber Lule hat auch nichts gesagt. Da hab ich schreckliche Angst gekriegt, dass Dirk vielleicht Recht hat.
»Alter Idiot!«, hab ich gebrüllt und versucht, nach ihm zu treten.
Aber da ist Frau Krottmann grade in die Klasse gekommen und hat ganz streng zu mir hingeguckt, und wir sind zu unsren Plätzen gegangen.
Aber Dirk hat mich doch nochmal angerempelt, als er an mir vorbeigegangen ist. »Und du kommst da auch nochmal hin!«, hat er geflüstert. »Wenn die Eltern es haben, kriegen die Kinder es auch!«

Ich hab mich auf meinen Platz gesetzt und versucht zuzuhören, was Frau Krottmann erzählt. Ich konnte es aber nicht.
Wenn Mama verrückt ist, werd ich es auch, das stimmt. Das hab ich auch schon gehört, und das Wort heißt Vererbung. Wenn die Eltern es haben, kriegen die Kinder es auch, das wird schon stimmen. Man kriegt ja auch die Haarfarbe von den Eltern und die Größe und die Nasenform.
Da hab ich auch plötzlich verstanden, warum Papa nie mit mir über Mama geredet hat. Weil er Angst davor hatte, die Wahrheit zu sagen, bestimmt. Das ist der Grund, und das kann ich auch verstehen.
Im Bus nach Hause wollte Lule die ganze Zeit wissen, warum ich so komisch bin, ich hab es ihr aber nicht gesagt. Wenn sie es auch weiß, will sie bestimmt nicht mehr meine Freundin sein. Die Freundin von einer, die später verrückt wird, will keiner sein. Das ist schon klar.
»Kommst du heute Nachmittag?«, hat Lule gefragt. »Wir backen Schmalzgebäck.«
»Mal sehen«, hab ich gesagt. Dann bin ich ausgestiegen. Die Luft war so grau und feucht, als ob es November wäre, und als ich unser Haus gesehen hab, hab ich plötzlich gewusst, dass ich da nicht hin will. Ich hab mir vorgestellt, wie Oma

Mia wieder etwas besonders Leckeres gekocht hat und es mir hinstellt, ganz fröhlich.
»Das wird dir aber bestimmt mal schmecken«, sagt sie dazu. »Das *musst* du einfach heute essen, Charlotte, du bist schon ganz abgemagert.«
Aber ich will nichts essen, und wie mager ich bin, ist mir drecksegal.
Die ganzen Tage hat sie dagesessen und mir Schokoladenpudding angeboten, und dabei hat sie gedacht: Eines Tages wirst du so verrückt wie deine Mutter, Charlotte. Wart's ab.
Darum hat sie mit mir nicht über Mama gesprochen, immer nur, was Papa gemacht hat, als er ein kleiner Junge war. Das ist mir auch egal.
Wenn ich nicht nach Hause gehe, muss ich woandershin, man kann sich nicht in Luft auflösen. Im Märchen geht es. Im Märchen geht alles, was gut ist. Wenn ich Gott wäre, würde ich die Welt als Märchen machen, mit Hexen und Zauberern und auch mit Feen. Und auch mit drei Wünschen.
Mir würde schon einer reichen, aber das ist ja ganz unmöglich. Jetzt ist der Bus um die Kurve verschwunden.
Zu Lule könnte ich gehen, aber Lule sagt auch nicht die Wahrheit. Als Dirk gesagt hat, dass Mama verrückt ist, hat Lule ihm keine gescheu-

ert. Nicht mal nein gesagt hat sie. Zu Lule kann ich nicht gehen.
Ich stell mir vor, dass ich heimatlos bin. Ich irre in der Kälte umher und habe kein Zuhause. Der Schnee fällt auf mein dünnes Gewand, und ich will schon meine Seele dem Himmel empfehlen, da hält neben mir die Kutsche mit dem Prinzen. »Komm auf mein Schloss!«, sagt er.
Ja, denkst du dir. Das war ein VW-Golf, der hat mich nass gespritzt. Weil ich nicht ehrlich heimatlos bin. Weil ich nicht im Märchen bin. Darum gibt's keinen Königssohn, bei uns nicht.
Gleich kommt vielleicht Oma Mia aus dem Haus, gucken, wo ich bleibe. Aber das weiß ich jetzt. Ich rüttele meinen Ranzen auf der Schulter zurecht und gehe zu unserer Scheune.

23

Gleich am ersten Tag hat Lule mich hierher mitgenommen, da stand der Umzugswagen noch vor der Tür. Sie hat mir ihre Schatzkiste hinter dem lockerem Stein gezeigt.
Der Stein ist jetzt verschwunden. Vielleicht haben ihn andere Kinder auch entdeckt? Man kann hier keine Schätze mehr verstecken.
Der Boden in der Scheune ist feucht, aber es gibt eine Leiter nach oben. Man darf die Scheune nicht betreten, da steht extra ein Schild. Aber alle Kinder betreten sie trotzdem. Das Schild ist nur da, damit der Bauer keine Strafe zahlen muss, wenn einem Kind was passiert.
Die Scheune ist leer, weil sie verfallen ist. Man kann hier kein Heu mehr lagern und keine Geräte einstellen. Das Dach hat viele Löcher, und mitten im großen Dielenraum ist eine Pfütze. Die Scheune ist baufällig, hat Papa gesagt. Sie kann jeden Tag einstürzen, ein lautes Geräusch

reicht schon aus. Zum Beispiel, wenn draußen die Feuerwehr vorbeifährt.

Ich steige über die Leiter nach oben und suche einen trockenen Platz. Es gibt trockene Plätze, es regnet ja nicht überall. Nur kalt ist es, weil es keine Heizung gibt.

Ich nehme eine Stelle, wo sogar noch Strohhalme liegen. Vielleicht ist es auch Heu. Ich bin da kein Experte. Ich nenne es Strohhalme, weil es wie Strohhalme aussieht. Ich setze mich auf die Bretter.

Wenn ich nicht nach Hause komme, sucht Oma Mia nach mir. Wenn sie mich nicht findet, ruft sie Papa an. Der ruft dann die Polizei. Dann suchen sie alle nach mir.

Wenn sie mich finden, sagen sie, dass ich schon werde wie Mama. Weil ich weggelaufen bin. Verstört. Verstört ist nicht verrückt. Nicht ganz verrückt. Nur verstört.

Wenn sie mich finden, bringen sie mich nach Hause. Zu Papa und Oma Mia. Rudi Ratlos ist ja tot. Und Mama ist bei den Verrückten.

Aber hier finden sie mich nicht. Ich mach mich ganz klein, und wenn sie kommen, passe ich auf, dass meine Zähne nicht mehr so aufeinander schlagen und ich nicht mehr vor Kälte bibbern muss. Das macht so viel Krach.

Wenn ich Hunger kriege, hab ich noch mein Schulbrot mit Höhlenkäse. Ich mag keinen Höhlenkäse, aber wer verhungert, der fragt nicht danach. Ich weiß nicht, wie viele Tage man ohne Essen leben kann, wenn man sowieso schon abgemagert ist. Bestimmt nicht sehr viele. Vielleicht drei.
Früher sind die Kinder auf Schiffe gegangen, wenn sie zu Hause ausgerissen sind. Sie haben sich im Laderaum versteckt, es hieß blinder Passagier. Aber heute gibt's nur noch Containerschiffe. Da kommt man nicht drauf. Die haben keinen Laderaum. Vielleicht wird auch alles mit Kameras überwacht wie im Kaufhaus. Das hat keinen Sinn.
Ich glaube, früher hat Ausreißen Spaß gemacht. Auf hoher See haben die Kinder sich dem Kapitän gezeigt. »Ahoi, Herr Käpten, ein blinder Passagier!«
Was sollte er machen? Er musste sie mitnehmen. Sie haben dann Kartoffeln geschält und Abenteuer erlebt, meistens in der Südsee. In der Südsee ist es sehr warm. Das wäre jetzt schön.
Man kann auch per Anhalter fahren. Man stellt sich an die Straße und sagt, dass man zu seiner kranken Mutter nach Berlin fahren muss. Oder nach München. Und dass man kein Geld für Fahrkarten hat.

Aber was soll ich in Berlin anfangen? Oder in München? Da gibt es bestimmt nicht mal Scheunen zum Verstecken.
Ich könnte aber eine berühmte Tänzerin werden. Ich könnte den Zinnsoldaten tanzen, das Weihnachtssolo, und ganz zufällig wäre dann einer vom Fernsehen dabei.
»Das gibt's doch gar nicht!«, würde er brüllen. Dann müsste ich nochmal tanzen, und er würde einen Videoclip machen. Und ich wäre berühmt. Hier würden sie mich auch sehen, im Fernsehen. Lule und der dicke Dirk und Frau König und Oma Mia. Sie würden denken, dass sie mir Unrecht getan haben. Dass ich kein bisschen verrückt bin, nicht mal verstört. Sie würden Autogramme wollen. Vielleicht würde ich sie ihnen geben.
Eben hat mein Magen geknurrt. Ich kann ja erst mal das Brot aufessen, ohne den Käse. Nur damit mein Magen ruhig wird.
Zu Mama könnte ich auch gehen. Ich habe Angst, sie zu besuchen. Jetzt, wo sie so anders ist. Erst muss sie wieder so werden wie früher.
Wenn ich noch lange hier bleibe, sterbe ich. Da muss ich gar nicht warten, bis ich verhungert bin, da bin ich vorher schon erfroren. Meine Füße sind so kalt, dass sie wehtun. Früher haben die

Kinder Frostbeulen an den Zehen bekommen. Ich hatte noch nie Frostbeulen, aber jetzt weiß ich, wie es ist.
Der Rest von mir ist auch kalt. Zuerst kriegt man eine Lungenentzündung, und dann stirbt man. Wenn ein Kind stirbt, weinen sie alle. Die Klassenkameraden gehen in weißen Kleidern hinter dem Sarg und singen traurige Lieder. Das ist aber ungünstig, jetzt. Mit den weißen Kleidern. Dafür ist es viel zu kalt, sie müssten Mäntel tragen. Oder Schneeanzüge. Schneeanzüge sind nicht halb so feierlich wie weiße Kleider. Die toten Kinder, von denen ich gelesen habe, sind alle im Sommer gestorben.
Wenn ich eine Wolldecke hätte, das wäre gut. Ich könnte darunterkriechen wie in eine Höhle.
Sie würden auch alle sagen, was für ein nettes Kind ich war. Das macht man, wenn einer tot ist. Dirk würde sich schämen. Weil er das über Mama gesagt hat. Vielleicht würde er bitterlich weinen, geschieht ihm recht.
Lule müsste sich eine neue Freundin suchen. Lule würde am meisten weinen. Eine neue Freundin findet man gar nicht so leicht. Vielleicht Diana Sievers, aber die kichert so viel. Oder die schüchterne Sylvia, die immer so hässliche Strumpfhosen trägt. Da kann Lule einem Leid tun.

Wenn ich ein bisschen hin und her gehe, wird mir vielleicht wärmer. Kann aber auch sein, dass der Boden einstürzt. Dann stürze ich mit. Dann sterbe ich gleich.
Ich mache ganz kleine, vorsichtige Schritte. Hin zur Leiter. Ich steige ganz vorsichtig nach unten, Stufe für Stufe, ganz sanft. Damit bloß nichts zusammenkracht.
Vor der Scheune ist es noch immer grau und feucht wie im November. Oma Mia macht die Tür auf und guckt zum ersten Mal richtig böse.
»Wo bleibst du denn, Charlotte, um Himmels willen!?«, sagt sie. »Du bist fast eine halbe Stunde zu spät! Die Kartoffeln sind bestimmt schon ganz trocken!«
»Der Schulbus hatte Verspätung«, sage ich. Oma Mia freut sich, dass ich ordentlich esse.

24

Am Nachmittag gehe ich zu Lule. Eigentlich müsste sie sich jetzt ganz besonders über mich freuen. Aber sie weiß natürlich nicht, dass sie sich fast eine neue Freundin hätte suchen müssen. Darum ist sie wie immer.

»Ich hab ja schon gar nicht mehr geglaubt, dass du mich nochmal besuchen kommst!«, sagt sie. »Der Teig muss grade noch gehen.«

In der Küche sitzt Lules Mutter mit Schürze und einer Tasse Kaffee und hat ein schmuddeliges Kochbuch vor sich liegen. Aber ich sehe trotzdem gleich, dass sie heute einen sauberen Tag hat.

»Oh, hallo, Charlotte!«, sagt Lules Mutter. Ich soll doch Sabine sagen. »Das ist ja prima. Ich hab schon ewig kein Schmalzgebäck mehr gemacht. Du kennst dich nicht zufällig aus?«

Ich schüttele den Kopf. »Hier sieht es aber schön aus!«, sage ich.

Bei Lules Mutter ist es komisch. Sie sagt, kein Mensch kann das alles schaffen, mit der Berufs-

tätigkeit und dem Haushalt und der Wäsche und dem Garten und dem Kochen und dann auch noch Lule. Deshalb lässt sie ihr Haus ganz gelassen verkommen.
Aber irgendwann kriegt sie dann plötzlich einen Rappel, so ungefähr dreimal im Jahr. Dann schrubbt und putzt sie tagelang und nimmt die Gardinen von den Fenstern. Hinterher sieht es dann zwei Wochen lang ganz fremd aus bei Lule. Aber danach gibt es sich wieder.
»Ja, nicht, gefällt es dir?«, fragt Lules Mutter. »Ich hab fast vierzehn Tage gebraucht, bis es so aussah. Kannst du dir vielleicht die Schuhe ausziehen? Danke.«
Sie guckt in ihr Kochbuch und steht auf. »Vier Platten Kokosfett«, sagt sie. »Das kann ja schon mal schmelzen«, und sie geht zum Kühlschrank und holt es heraus. »Wenn ihr wollt, könnt ihr schon den Tisch einmehlen.«
Der Teig ist klebrig und weich, und Lule rollt ihn mit einem leeren Pulverkaffeeglas aus. An manchen Stellen kriegt er Löcher, und an andren ist er zu dick, aber ich mische mich lieber nicht ein. Ich stehe in Lules Küche am Tisch, und es riecht nach Kaffee und Hefeteig. Vielleicht macht Oma Mia das auch mal mit mir. Oder Mama. Wenn sie wieder zurück ist.

»Ihr müsst Vierecke schneiden«, sagt Lules Mutter. »Und in die Mitte immer einen Schlitz. Da stecken wir dann zwei von den Ecken durch. Und im Fett bläht es sich dann so auf. Verdreihte Görn, das haben wir schon als Kinder gemacht.«
Lule und ich teilen den Teig ganz gerecht, und dann schneidet Lule größere Vierecke, und ich schneide kleine. Wir werden ja sehen, welche leckerer sind.
Ins heiße Fett tut Lules Mutter sie lieber alleine, aber wir wälzen sie hinterher im Zucker und tun sie auf zwei große Teller, einen für Lule und einen für mich. Die ganze Küche duftet danach.
»Mmmh, bald ist Februar«, sagt Lules Mutter zufrieden und setzt sich wieder zu ihrer Tasse. »So muss es im Februar duften. Langt zu.«
Und wir nehmen uns von dem warmen Hefegebäck, obwohl man davon ganz bestimmt Bauchschmerzen kriegt. Aber Lules Mutter isst mit, sogar fast am meisten, und da tu ich es auch.
»Und wie geht es jetzt deiner Mutter?«, fragt Lules Mutter. Ganz plötzlich. Sie hat Zuckerkrümel überall um den Mund und den Rest vom Kuchen noch in der Hand. Sie redet darüber. Einfach so. Beim Essen.

Ich zucke die Schultern. Ich merke, wie ich auf meinen Kuchen gucken muss. Vielleicht will ich nicht darüber reden.
»Darfst du sie schon besuchen?«, fragt Lules Mutter. Einfach so. Als ob sie nicht sehen könnte, dass es mir unangenehm ist!
Ich schüttele den Kopf. »Papa geht«, sage ich.
»Du darfst bestimmt auch bald«, sagt Lules Mutter und steckt sich den Rest Kuchen in den Mund. Dann guckt sie mich ganz genau an. »Oder möchtest du nicht?«
Ich zucke wieder die Schultern. Natürlich möchte ich Mama besuchen, sie ist doch meine Mutter. Aber nicht, wenn sie so merkwürdig ist. Ich wüsste auch gar nicht, worüber ich reden sollte. Nicht mit jemandem, der tot sein wollte.
»Ich hab ziemlich oft an sie gedacht in den letzten Tagen, weißt du«, sagt Lules Mutter. »Erinnerst du dich noch daran, wie wir mal über deine Mutter geredet haben? Das war lange vor Weihnachten. Aber ich hätte vielleicht nicht nur reden sollen. Ich hätte sie vielleicht lieber besuchen sollen. Wo ich doch weiß, wie es ist! Vielleicht hätte ihr das geholfen.«
Ich starre Lules Mutter an. Sie hat sich den Zucker mit der Hand vom Mund gewischt und die Haare verstrubbelt. Da klebt jetzt auch Zucker

drin. Sie sieht nicht aus wie eine, die weiß, wie es ist.

»Du?«, frage ich. Ich soll doch Sabine sagen. Vielleicht geht es gar nicht so schwer.

»Ach, na klar!«, sagt Lules Mutter ärgerlich. »Bestimmt ist es mir nicht ganz so dreckig gegangen wie deiner Mutter, das ist schon klar, aber glaub mir, da laufen so viele rum, denen es irgendwann schon mal ähnlich gegangen ist! Nur haben sie das Glück gehabt, dass ihnen noch rechtzeitig jemand geholfen hat. Oder dass sie irgendwie selbst eine Lösung gefunden haben. Und jetzt reden sie nicht mehr drüber. Weil sie sich schämen, die Blödköpfe. Als ob so eine abgrundtiefe Hoffnungslosigkeit etwas ist, weswegen man sich schämen müsste!«

»Ja?«, sage ich. »Aber Mama ist ja verrückt«, und ich versuche, es so zu sagen, als ob es mir überhaupt gar nichts ausmacht. Ich gucke auf den Tisch dabei, wo mein letzter Schmalzkuchen angebissen liegt. Mit dem Finger tupfe ich auf den Zucker.

»Ach, tatsächlich?«, sagt Lules Mutter. »Und wer sagt das, bitte schön? Das ist ja eine interessante Information. Dann bin ich nämlich auch verrückt, und ich könnte dir einige nennen, die es auch sind. Da sind wir ja wenigstens in guter

Gesellschaft«, und sie lacht, aber es ist ein ziemlich böses Lachen. Da traue ich mich nicht mehr, was zu sagen.

»Dirk hat das gesagt«, flüstere ich. Ich will, dass sie weiterredet. Ich will, dass sie mir mehr erzählt. Ich tupfe meinen Finger in den Zucker und lecke ihn ab.

»Dirk, ach Dirk, na, herzlichen Glückwunsch!«, sagt Lules Mutter. »Der ist ja Experte auf dem Gebiet, nicht? Das kann mich jetzt richtig zur Raserei bringen, wenn ich so was höre«, und sie steht auf und holt sich die Kaffeekanne zum Tisch. Dann schenkt sie sich wieder ein.

»Hör zu, Charlotte«, sagt sie, und jetzt klingt sie kein bisschen mehr böse. Wie eine Lehrerin klingt sie jetzt und als ob sie will, dass ich mir alles gut merke. »Was deiner Mutter passiert ist, kann jedem passieren. Ganz plötzlich kommt man im Leben an einen Punkt, wo alles hoffnungslos scheint. Und ganz sinnlos und trostlos und unwirklich, und man hat Angst vor allem. Aber das kann man doch ändern, Charlotte! Man kann rauskriegen, was nicht stimmt im Leben, dass alles so düster und hoffnungslos scheint.«

»Bei Mama hat aber alles gestimmt«, sage ich. Sie hat ja doch nicht Recht. Sie versteht einfach doch nichts davon.

»Ja, ja, ich weiß«, sagt Lules Mutter. »Sie hatte ihr Traumhaus und eine liebe Familie und genug Geld, das meinst du doch, Charlotte? Aber manchmal sind es ganz andere Dinge, die nicht stimmen im Leben, und das Schlimme ist, dass man selber nicht weiß, welche das sind. Man kann es aber rauskriegen«, sagt sie und trinkt noch einen Schluck Kaffee. »Mit viel Geduld und Hilfe kann man es rauskriegen. Und dann kann man es ändern. Und dann geht es wieder gut.«

»Ja?«, sage ich.

»In der Klinik, da führen sie jetzt solche Gespräche mit deiner Mutter«, sagt Sabine. »Ganz lange, geduldige Gespräche. Da helfen sie ihr, es rauszukriegen. Du wirst schon sehen.«

Ich nicke. Und wenn sie nun rauskriegen, dass Mama wegen mir nicht mehr leben wollte? Weil ich ungezogen war und nicht Klavier geübt hab und sonst noch viele Sachen? »Kann ja sein, dass ich schuld bin«, sage ich und gucke wieder auf den Tisch. Jetzt ist schon alles egal.

»Du dumme Suse!«, sagte Lules Mutter und springt auf.

Ich mag es nicht, wenn mich fremde Leute in den Arm nehmen. Aber irgendwo darf man doch wohl nochmal heulen.

»Damit hast *du* doch nichts zu tun! Alle Kinder

machen ihren Eltern mal Kummer, das ist von der Natur so eingeplant. Als Ausgleich, du. Weil die Eltern den Kindern ja auch genug Kummer machen«, und sie sucht nach einem Taschentuch und gibt es mir. »Das vergiss mal lieber schnell wieder! Das kann ich dir schriftlich geben, weißt du. Mit dir hat das hundertprozentig nichts zu tun.«

Ich nehme das Taschentuch und putze mir die Nase. »Will sie dann auch nicht mehr tot sein?«, frage ich.

Sabine hat ihren Arm immer noch um meine Schulter liegen. Jetzt rüttelt sie ein bisschen an mir. »Kein Mensch will tot sein«, sagt sie energisch. Das hab ich mir ja selber schon gedacht. »Deine Mutter auch nicht, lass dir das bloß nicht einreden. Sie wollte nur nicht mehr *so* weiterleben. Tot sein will keiner. Das Leben kann sich nur manchmal so unerträglich anfühlen, dass man glaubt, man hält es nicht mehr aus. Aber das kann man ja ändern! Man muss nur den Mut haben, um Hilfe zu schreien.«

»Ja?«, sage ich. Vielleicht hat sie doch Recht. Wenn ich mich traue, erzähle ich es Papa.

»Klar«, sagt Sabine. »Es ist einem nur peinlich, weißt du. Weil die Leute so komisch gucken. Weil sie über einen tuscheln könnten, wenn man

nicht mehr so wunderbar funktioniert, wie man soll. Die Leute können ja so blöd sein!« Und jetzt haut sie richtig auf den Tisch.
Ich denke an Frau König. Und an Oma Mia. Ein bisschen auch an Papa, aber Papa ist ja nicht blöd.
»Schwört mir mal, dass ihr später nicht so blöde Leute werdet«, sagt Sabine. »Schwurfinger hoch. Los. Alle beide.«
Dann schwören wir, und dann waschen wir ab. Ich würde gern noch ein bisschen weinen, obwohl ich eigentlich gerade nicht mehr so traurig bin. Aber ich spar es mir auf für nachher im Bett.
Bevor ich nach Hause gehe, stelle ich die schwerste Frage auch noch. Jetzt habe ich nicht mehr so große Angst.
»Und ist es Vererbung?«, frage ich. Ich brauche nicht mal mehr nach unten zu gucken dabei.
»Nein, ist es nicht, du dumme Nuss«, sagt Sabine. »Das glaub ich nie und nimmer. Es hat was mit dem Leben zu tun, das man führt und geführt hat, nicht damit, wer die Eltern sind.«
Sabine macht die Tür auf. »Traust du dich im Dunkeln nach Hause?«
Ich, nicke. »Danke schön für die Kuchen«, sage ich. Vor Dunkelheit habe ich kein bisschen Angst.

25

Zu Hause sitzt Papa schon bei Oma Mia am Tisch. Er sieht fast fröhlich aus.
»Morgen darfst du mit, Charlotte«, sagt er. Er sagt nicht, wohin, aber das weiß ich ja sowieso.
Ich warte darauf, dass ich »nein!« schreie. Oder »ich will nicht«. Dass wieder dieses ängstliche Gefühl kommt, wenn ich an Mama denke, an die fremde Mama der letzten Zeit.
»Gut, okay, Papa«, sage ich. »Holst du mich ab?«
Papa nimmt mich in den Arm wie vorher Sabine.
»Da freust du dich doch?«, fragt er.
Ich denke, dass ich bald mal ganz lange mit ihm reden muss. Man muss ihm vieles erklären. Aber Papa ist so ein schwieriger Mensch.

Im Bett krieche ich in mein Zelt und warte auf den Indianer. Er hat seine Pfeife im Mund und hebt grüßend die Hand. Reden tut er natürlich nicht.

»Hör zu, Indianer«, sage ich. Er war so lange nicht da, ich muss ihm vieles erzählen.

26

Als Papa kommt, um mich abzuholen, bin ich schon lange fertig. Ich hab mein schönstes Sweatshirt angezogen, weil ein Kleid doch zu feierlich ist, und die Haare hab ich zurückgebunden. Damit ich älter ausseh. Wie eine echte Balletttänzerin.
Wenn ich gewusst hätte, worüber Mama sich freut, hätte ich auch noch Geschenke eingepackt. Das Schmalzgebäck hätte sie bestimmt gern gegessen. Aber das ist längst alles weg.
Erzählen kann ich ihr aber davon. Ich hab mir im Kopf eine richtige Liste gemacht mit Sachen, die ich Mama erzählen will. Sie ist schon so lange weg.
»Bist du aufgeregt?«, fragt Papa und guckt im Rückspiegel nach hinten.
»Es geht«, sage ich.
Heute Morgen in der Schule hat Dirk wieder angefangen. »Mein Vater sagt, sie ist übergeschnappt!«, hat er gesagt. »Echt übergeschnappt

ist deine Mutter! Das war schon lange klar, schwarze Fensterrahmen! Wenn eine die Fensterrahmen schwarz malt …«

»Halt's Maul, du Arsch!«, hab ich gebrüllt. Es war ein gutes Gefühl. Man soll nicht Arsch zu einem sagen und nicht »halt's Maul«, aber ich hatte das Gefühl, dass es nötig war. Ich hab ihn auch gleich noch getreten.

»Alte Sau!«, hat Dirk geschrien und ist in der Mitte abgeknickt. Die Hände hat er sich vorgehalten und leise gejammert.

Da hab ich gewusst, ich hatte ihn gut getroffen, wo man Jungs nicht treffen soll, und ich hab gedacht, noch ein Wort, und ich tu's nochmal. Ich hab schon richtig drauf gewartet.

»Bravo, Charlotte!«, hat Lule gerufen. »Gib's ihm!«

Noch ein paar Mädchen sind gekommen und haben geguckt. Sie haben gegrinst. »So was sagt der nicht mehr wieder«, hat Diana Sievers gesagt und so blöde gekichert. Da hab ich sie zum ersten Mal richtig gemocht.

Die Klinik sieht ganz normal aus, nicht mit Gittern vor den Fenstern oder sonst was. Es ist ein Park drum rum, mit großen Bäumen und Bänken. Aber da sitzt jetzt keiner. Es ist so kalt und feucht.

Drinnen ist es wie im Krankenhaus, aber nicht ganz. Eine Frau in Jeans und Pullover kommt uns entgegen mit einer Teekanne in der Hand. Sie hat keinen Kittel an, da weiß man gleich, sie ist eine Patientin.
Sie lächelt erst mich an und dann Papa. Man sieht, sie kennt ihn schon länger.
»Ihre Frau ist noch hinten«, sagt sie. Sie sieht nicht sehr verrückt aus.
Na gut, denke ich, na gut. Ich hab ein Ziehen im Bauch wie vor einer Weihnachtsaufführung oder wenn ich beim Elternabend ein Gedicht aufsagen soll.
»Hier sind wir«, sagt Papa.
Da klopfe ich an Mamas Tür.

Junge + Hund
+ Papier + Stift = Gedicht!

Jungs schreiben keine Gedichte. Das tun bloß Mädchen. Doch Jacks Lehrerin lässt nicht locker, und ehe er sich versieht, schreibt er doch Gedichte – am liebsten über seinen Hund Sky. Das berührende, poetische und inspirierende Tagebuch eines Jungen, der merkt, dass Worte etwas Wunderbares sind.

Nominiert für den Deutschen Jugendliteraturpreis 2004.

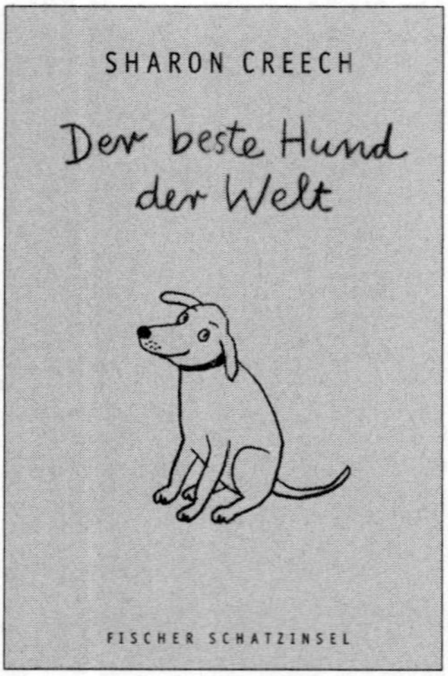

Sharon Creech
Der beste Hund der Welt
Mit Bildern von
Rotraut Susanne Berner
96 Seiten. Gebunden
ISBN 3-596-85133-0

Fischer Schatzinsel

fi 85133 / 1

Eine Reise ins Glück?

Seit ihrer Geburt leben die Zwillinge Dallas und Florida im Heim. Sie glauben längst nicht mehr daran, jemals eine richtige Familie zu finden. Doch eines Tages holt ein älteres Ehepaar die Kinder zu sich ins zauberhafte Rubintal, um von dort aus eine lange Reise zu unternehmen ... Ob die Zwillinge doch noch am Ort ihrer Träume ankommen?

Ausgezeichnet mit der Carnegie Medal – dem wichtigsten britischen Kinderliteraturpreis!

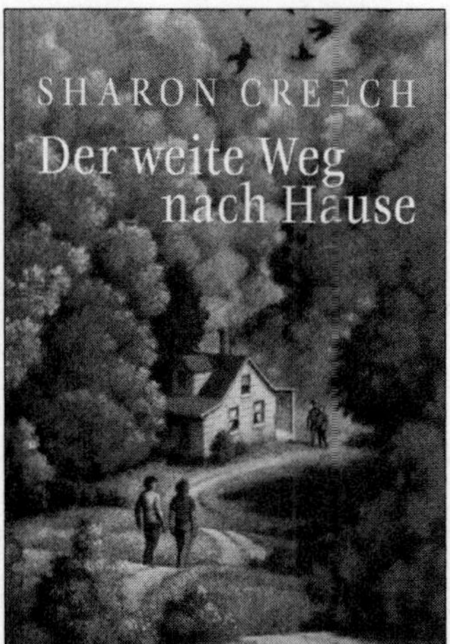

Sharon Creech
Der weite Weg nach Hause
288 Seiten. Gebunden
ISBN 3-596-85114-9

Fischer Schatzinsel

fi 85114 / 1

Ferien à la marinara

»In Neapel wäre das nicht passiert«, sagt Jojo bei jeder passenden Gelegenheit. Und die gibt's häufig, denn der Urlaub an der Nordsee hält eine Katastrophe nach der anderen bereit. Aber Mama wollte ja nicht nach Neapel, obwohl man dort ganz kostenlos und mückenfrei, dafür aber mit Waschmaschine hätte Urlaub machen können. Doch dann, als Jojo und Melly anfangen sich wohl zu fühlen, als auch Papa dem Urlaub Geschmack abgewinnt, da schlägt das Schicksal zu. Die nächste Pizza Napoli wird der ganzen Familie vermutlich besonders gut schmecken!

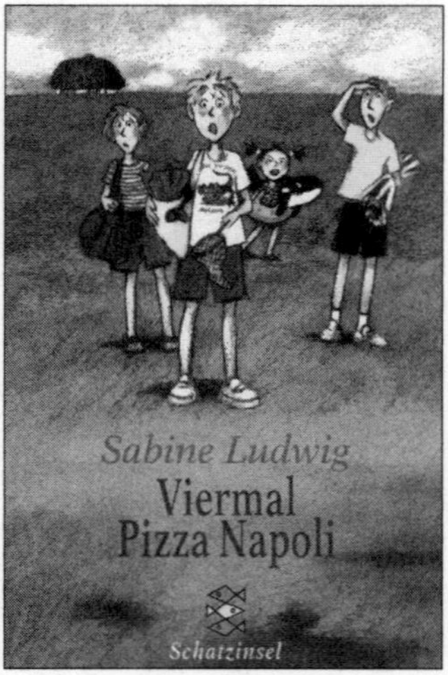

Sabine Ludwig
Viermal Pizza Napoli
Mit Bildern
von Edda Skibbe
Band 80384

Schatzinsel

fi 80384 / 1

Zu schön, um wahr zu sein

Lena hat einen Liebesbrief von Lionel bekommen. Aber sie weiß nicht, von welchem. Sie haben nämlich drei Lionels in der Klasse. Und außerdem ist Lena eigentlich in Pedro verliebt. Pedro ist wahnsinnig schön! So schön, dass es verboten werden müsste. Andererseits mag Lena den Namen Lionel. Der klingt wie Karamell! Da stellt sich die Frage: Kann man vielleicht zwei Jungs gleichzeitig lieben?

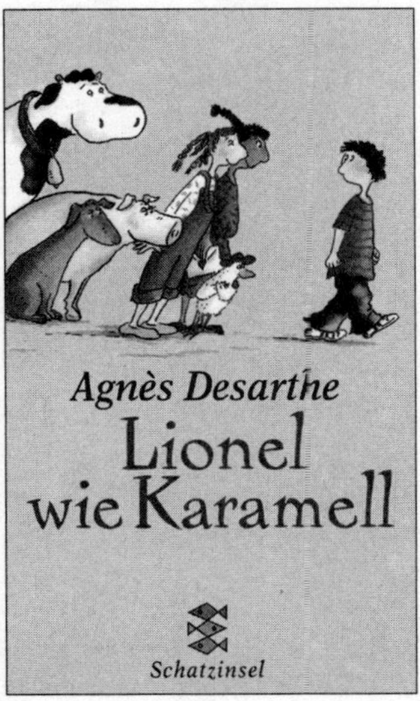

Agnès Desarthe
Lionel wie Karamell
Mit Bildern von
Véronique Deiss
Band 80399

Fischer Schatzinsel

fi 80399 / 1